Kapitel 1

Die Begegnung

Es war einmal …

… ein junger Mann aus hohem Rang, der ein reiches Erbe von seinem Vater erwartete. Der Vater war schwer krank und es sollte nur noch kurze Zeit dauern, bis ihn der Tod ereilen würde. Alle wussten es – auch der Sohn, dessen Leben sich nach dem Abschied vom Vater grundlegend verändern sollte.

Bisher hatte der Sohn die Vorteile der Adelsfamilie dadurch genossen, dass er zu jeder Zeit alles tun und haben konnte, was er wollte. Er genoss das Leben in vollen Zügen und wenn er Ausflüge in die umliegenden Dörfer unternahm und dort den Menschen begegnete, war er froh, nicht so arm dran zu sein wie sie: Sie mussten hart arbeiten, um ihren Lebensunterhalt zu verdienen, indem sie die Felder bestellten, ihre kleinen Gehöfte pflegten, Tiere fütterten und schlachteten, um im Winter genügend Fleisch zu essen, zu haben.

Der junge Erbe hingegen wurde von Dienern mit allem versorgt, was er benötigte, und genoss als einziges Kind und Nachfolger des mächtigen Vaters die Aufmerksamkeit des ganzen Hofstabes. Er lebte in einem großen Schloss, das umgeben von majestätisch angelegten Gärten und Teichen auf einem großen Berg gebaut worden war. Dort lebte seine Familie seit vielen Generationen und herrschte über die ganze Gegend.

Am Tage ließ sich der junge Mann von seinen Dienern bekleiden, genoss frisch servierte Mahlzeiten und wählte aus vielen Angeboten, die ihm täglich zum Zeitvertreib vorgestellt wurden, aus, wonach ihm zumute war. Niemals musste er arbeiten, wenn er nicht wollte, immer leistete ihm jemand Gesellschaft, wenn er es wünschte, und zu jeder Zeit konnte er sicher sein, dass ihm kein materieller Wunsch verwehrt blieb.

Trotz allen Stolzes und jeglicher Form des Genusses lag dem Sohn jedoch etwas schwer im Magen: Der Prunk, mit dem er sich umgab, schien ihm wie ein goldener Käfig zu sein. Er sagte sich: Diese mächtigen Besitztümer stehen mir zwar offen, doch sie gehören nicht mir. Mein Vater besitzt all das Gold, die prunkvollen Gemächer, die Ländereien und das große Schloss. Er allein hat die Macht – und ich nehme nur, was immer ich möchte. Doch niemand blickt zu mir auf. Niemand erkennt mich als denjenigen, der zu beneiden ist. Ich möchte, dass mir dieser Reichtum untertan ist, dass ich Gewalt über ihn habe und ihn frei verwenden kann, wie es mir beliebt, ohne jemals eine Grenze zu spüren. Ich möchte mich nicht mehr nur in dem Rahmen bewegen, den mein Vater mir steckt. Solange mir all das nicht vollkommen gehört, kann ich nicht glücklich sein.

So wurde der angehende Erbe von Tag zu Tag mürrischer und unzufriedener. Er beschwerte sich über alles, was ihm im Wege stand und verlor die Höflichkeit gegenüber den Bediensteten und auch gegenüber seinem Vater. Dass jener immer schwächer wurde und vor: Wir wollen das glücklichste Dorf der Geschichte werden. Wir wollen das Geheimnis des Glückes lüften.

Als der Weise dem Dorf seinen Besuch abstattete, bedrängten ihn die Dorfbewohner und fragten ihn immer wieder: „Was ist das Glück und wie können wir es behalten? Wir haben bereits alles versucht, was uns möglich war, doch niemand von uns ist dauerhaft glücklich. Hilf uns!"

So erzählte der weise Reisende seinen Zuhörern folgende Geschichte.

Die Frage nach dem Glück

In einem weit entfernten Land wanderte ein weiser Mann umher und unterrichtete die Menschen zu vielen Dingen des Lebens. Es suchten ihn Menschen auf, die krank waren und wissen wollten, was Heilung bedeutet und wie man sie erlangen kann. Andere wollten wissen, was Hoffnung bedeutet und wie man sie wiederfinden kann. Viele interessierten sich für die Liebe und wie man sie jeden Tag neu leben kann. Doch die meisten Menschen interessierten sich dafür, was das Glück ist und wie es zu finden und zu behalten sei.

Eines Tages kam der weise Wanderer zu einem Dorf, in dem sich besonders viele Menschen die Frage nach dem Glück stellten. Alles, was sie taten, taten sie aufgrund der Hoffnung, dass es sie glücklich machte. Sie heirateten, ließen sich scheiden, bekamen Kinder, arbeiteten, hörten auf zu arbeiten, stritten, schlossen Frieden, beendeten Freundschaften und suchten sich neue Freunde, wählten ihre Leiter nach der Frage, ob sie sie glücklich machen würden, zogen aus dem Dorf fort oder wieder dorthin zurück, bauten Häuser. Jedes Ziel, das sich die Dorfbewohner steckten, trug immer die Frage in sich: „Wird es mich glücklich machen?“ Aus anderen Dörfern hatten sie erfahren, dass die Menschen dort sich für die Frage nach dem Glück nicht interessierten. Deren Leben erschien fad und voller Mühsal und Leid, darum nahmen sie sich

sich in den letzten Tagen seines Lebens danach sehnte, seinem Sohn nah zu sein, war diesem gar nicht bewusst. Er stellte bereits große Planungen an, wie er, nachdem er das Erbe angetreten hatte, mit dem neu gewonnenen Reichtum verfahren wollte. Er wollte das bisherige Reich ausweiten und weit über die Grenzen hinaus mehr und mehr Güter herbeischaffen, um seinen großen Hunger nach Macht, Ansehen und den beeindruckendsten Besitztümern dieser Welt zu befriedigen. Er malte sich aus, wie die Menschen ihm huldigten und Frauen um ihn buhlten. Er plante große Gelage und Feierlichkeiten, bei denen das Volk kommen und sehen sollte, wie viel er besaß und wie gut es ihm ging. Er konnte jede Reise unternehmen, nach der ihm der Sinn stand, jedes Haus kaufen, in dem er leben wollte und jedes Kleidungsstück tragen, das ihm gefiel, gleich, wie wertvoll es war.

Alles, was materiellen Wert besaß, sollte ihm untertan sein. Es sollte ihm möglich sein, jeden Wert dieser Welt bezahlen zu können. Bei diesen Gedanken konnte er es kaum erwarten, bis sein Vater endlich dahinschied und er das Leben seiner Träume führen konnte.

Zur selben Zeit lebte unweit des großen Anwesens eine junge Dienstmagd auf einem ordentlichen und hübschen, kleinen Gehöft. Sie verfügte über außerordentliches Können in allen Bereichen der Pflege und Instandhaltung, Geschick beim Nähen, Kochen und Backen und sorgte stets für eine gemütliche und heimelige Atmosphäre, in der sich alle wohlfühlten. Besuchten Gäste den Hof, eilte sie pausenlos von einer Aufgabe zur nächsten, um jedem Bedürfnis zu begegnen und für jeden Einzelnen das Beste vom Besten zu ermöglichen. Sie wollte mit dem leckersten Braten glänzen, den saubersten Schlafgemächern, ordentlich gefalteten Kleidungsstücken und umsichtig vorbereitetem Reiseproviant. Tag um Tag mühte sie sich ab, ohne sich eine Pause zu gönnen und las ihren Herren jeden Wunsch von den Augen ab. Auf die Dienstmagd war Verlass – sie ließ sich selbst keinen Fehler durchgehen.

Obwohl der Hof hübsch anzusehen war und die Dienstmagd nur selten gerügt wurde, reichte ihr der bisherige Erfolg nicht aus: Sie hoffte stets, bald zur obersten Magd des Hofes eingesetzt zu werden, wenn sie sich nur genug anstrengen würde. Dann würde sie alle anderen darin lehren können, wie die Dinge richtigzumachen seien.

Eines Tages, so betete sie inständig, würde zudem ein attraktiver Mann des Weges kommen und erkennen, welch wunderbaren Fang er tätigen würde, wenn er sie, die fleißige Dienstmagd, zur Frau nehmen würde. Er wäre überglücklich und würde sie mit Liebe und Zuneigung überschütten. Keine Frau wäre besser daran als sie. Sie hätte sich diesen Lebenstraum hart verdient.

So träumte die Dienstmagd davon, von Herzen glücklich zu sein, wenn sie alles richtig machen würde, ihre Begabungen stets perfektionieren und über die Maße hinaus fleißig wäre. Wenn sie nur genug täte, damit alle um sie herum zufrieden seien, dann würden alle sie sehen, bewundern und lieben, dann wäre sie die Auserwählte und führte ein zufriedenes Leben.

Eine Tagesreise entfernt in einem kleinen, abgeschiedenen Ashram lebte der Schüler eines berühmten geistlichen

Lehrers. Dieser Schüler verbrachte bereits mehrere Jahre an der Seite seines Lehrers in der Einsamkeit der klösterlichen Anlage. Viele waren bereits gekommen und wieder gegangen, doch er, der Inbrünstigste von allen, war geblieben und hatte es sich zur Aufgabe gemacht, dem Lehrer mit seinem ganzen Herzen zu folgen, ihm zu dienen und ihn nachzuahmen. Er bewunderte den Lehrer für seine Demut, seine Freude und die Leichtigkeit, mit der er sich mit Gott und dem Leben selbst in Verbindung wähnte. Der Schüler war tief beeindruckt davon, dass der Meister voller Weisheit zu sein schien und stets auf die tiefgreifendsten Fragen eine Antwort wusste. Er studierte das Verhalten des Lehrers, seine Überzeugungen und seine Gewohnheiten. Täglich lauschte er den Gesängen und Mantren, den Geschichten und weisen Reden, die der Meister von sich gab und in denen er seine Schüler unterrichtete. Er meditierte viele Stunden lang und machte es sich zur Gewohnheit, wenig zu sprechen und dafür viel nachzuahmen. Er las die heiligen Schriften, übte nie eine unnötige Tätigkeit aus und widmete seinen Alltag stets der Suche nach der Wahrheit, die ihm ermöglichte, in die Tiefen der Größe Gottes einzutauchen.

Des Schülers innigster Wunsch war es, eines Tages jene Erleuchtung zu erlangen, die bislang nur dem weisen Lehrer zugefallen war. Er stellte sich vor, wie er alle menschlichen Begierden und Bedürfnisse ablegen konnte und endlich in der Lage war, jeden Gedanken zu kontrollieren, der ihn unterbrechen wollte. Er sehnte sich nach einem Leben in vollkommenem Einklang mit allem und nach der Perfektion der spirituellen Praxis, sodass er durch die Weisheit seiner geistigen Erkenntnis den Kreislauf des Leides und der irdischen Geschichte hinter sich lassen könnte.

Die ersehnte Anerkennung des Lehrers war für den Schüler der Beweis dafür, dass er an seinem Ziel angelangt war. Obgleich der Lehrer ihn selten lobte oder ihm oft auch seine Aufmerksamkeit entzog, weil er im Gebet versunken war oder seinen Gedanken nachhing, war das Herz des Schülers ununterbrochen sehnsuchtsvoll in seine Gegenwart ausgerichtet. Betrat der Lehrer den Raum, so schlug das Herz des Schülers höher und er richtete sich auf in der Erwartung, eine göttliche Berührung oder eine kleine Geste Anerkennung zu bekommen. Trat nichts dergleichen ein, so nutzte der Schüler umgehend die Chance, sich als zufrieden und demütig zu erweisen und begnügte sich damit, seinem Lehrer zu dienen, indem er alles für ihn tat, von dem er meinte, der Lehrer würde es benötigen. Er wusch seine Füße, reichte ihm seine Essensschale mit Reis, entfernte sich respektvoll, um die Ruhe nicht zu stören und meditierte, um den Raum mit einer hohen Schwingung zu füllen.

Täglich erinnerte der Schüler sich: Wenn er nur eins sein konnte mit dem Leben und der geistigen Freiheit seines Lehrers, wenn er nur alle Erkenntnis und Weisheit erlangen und das Göttliche selbst erfahren konnte, indem er alles irdisch Mögliche tat, alles menschlich Fühlbare losließ und selbst das Nichtstun und das nicht fühlen beherrschte, wäre er endlich glücklich.

Auf dem Weg zu jenem Ashram wanderte auf einer staubigen Straße eine junge, bildschön anzusehende Frau, die einen großen Rucksack und daran hängend eine Geige auf dem Rücken trug.

Die junge Frau hatte sich jüngst aufgemacht, um die Welt zu bereisen und sich im Strom des Lebens treiben zu lassen. Sie wollte alles erleben, was es zu erleben gab und jeden Moment in vollen Zügen genießen. Sie hatte ihre Heimat verlassen, nachdem sie bereits viele Jahre dort verbracht hatte und es ihr langweilig geworden war. Tagein, tagaus, hatte sie dort immerzu dieselben Tätigkeiten ausgeführt und war stetig den gleichen Menschen begegnet.

Die junge Frau war höchstbegabt darin, alle Menschen mit ihrer Musik und ihrem Gesang zu beglücken. Ihre Stimme war engelsgleich und der Bogen entlockte ihrer Geige zauberhafte Melodien, die alle in großes Staunen versetzten. Wenn die junge Frau unter Menschen erschien und ein Lied trällerte, klatschten alle begeistert und waren traurig, wenn sie weiterzog. Sie war fest davon überzeugt, dass sie nur alles tun sollte, was ihr Herz ihr sagte und von Tag zu Tag stets danach leben sollte, was ihr Freude bereitete. Täglich war die schöne Frau auf der Suche nach einem neuen Vergnügen und der Sonnenseite des Lebens und überall, wohin sie kam, bewunderten die Menschen sie dafür, dass ihr nichts jemals beschwerlich erschien.

Auf ihrer Reise waren der Künstlerin viele interessante Menschen und neue Eindrücke begegnet, die ihre Neugier geweckt hatten. Sie war überzeugt davon, sich von ihrer inneren Stimme führen zu lassen und damit immer im Glück zu stehen. So konnte sie bei allen, mit denen sie sprach, ein Detail heraushören, das ihrem eigenen Weg zugutekam. Sie machte sich keine Sorgen und schritt leichtfüßig von Berg zu Berg, von Tal zu Tal, um die Welt zu entdecken.

Nun befand sich die Künstlerin auf der Suche nach einem besonderen Ziel. Sie suchte den Ort des größten Vergnügens, der weitesten Freiheit und des längsten Glückes. Dafür wollte sie eine lange Wanderung auf sich nehmen.

Zu dieser Zeit fand an einem warmen Sommertag auf einem Dorfplatz ein großer Markt statt. Dorthin kamen alle Menschen von weit und breit, um Attraktionen zu bestaunen, Lebensmittel und Güter zu handeln und zu feiern.

Der Platz wurde überzogen von dem herrlichen Geruch der Früchte und Gewürze, die angeboten wurden. Hühner, Enten und anderes Kleinvieh gackerte und zappelte aufgeregt in seinem Pferchen umher, Hunde bellten und Kunden und Verkäufer redeten wild durcheinander. In einer Ecke machte sich ein Schausteller daran zu schaffen, eine Horde Kinder mit lustigen Tricks und Schauspiel zu begeistern, während neben ihm mit lautem Getrappel ein Pferdewagen vorbeirauschte. Die Menge schob sich von Stand zu Stand, von Angebot zu Angebot und die Sonne brannte heiß hernieder.

Wenn man sich der Mitte des Marktplatzes näherte, konnte man plötzlich eine alles übertönende, sonore, laute Männerstimme wahrnehmen. In lockendem Tonfall und überschwänglicher Betonung schickte sie weit hörbar Worte über den Marktplatz:

„Seht, mein wundervolles Pferd. Es ist schwarz wie Ebenholz. Seine Mähne glänzt wie die eines frisch geschliffenen Schwertes. Sein Gang ist weich und federnd, wie der eines stolzen Königs und sein Geschirr ist aus schwerem Eisen, gefertigt vom besten Handwerker der Stadt. Ich habe dieses Pferd von meinem Erbe erstanden, welches so groß ist, dass es sich, wie Sandkörner, nicht zählen lässt. Dies ist das schönste Pferd im ganzen Land und bald werde ich eine ganze Herde davon besitzen."

Um den Menschen, dem die Stimme gehörte, herum sammelte sich eine große Menschentraube. Alle wollten das majestätische Pferd bewundern. Es war in der Tat außergewöhnlich schön anzusehen: Mähne und Schweif wallten dick und schwarz an ihm herunter. Seine Ohren waren neugierig nach vorn gespitzt und es trug den Hals rund und stolz gebogen. Immer wieder scharrte es mit einem Huf, als wolle es sagen: Seht her! Ich bin das Pferd des großen Erben.

Hinter einem Stand, an dem wunderschöne Tücher und große Stoffbahnen aufgebahrt zum Verkauf lagen, erhob sich die fleißige Dienstmagd und schaute Neuigkeiten-hungrig zu der großen Menschenmenge hinüber. Als sie das Pferd und den jungen Erben entdeckte, der teure, hochwertige Kleidung trug und gut anzusehen war, bekam sie große Augen. Auf Anhieb war sie von dem jungen Mann betört und wollte wissen, wer er sei. Sie stellte sich vor, wie der junge Mann sie entdecken und Gefallen an ihr finden würde. Dann fiel ihr Blick auf die grüne Pferdedecke, die das stolze Ross auf seinem Rücken trug.

Einen Geistesblitz erhaschend, sprang sie auf, raffte ihren Rock und lief schnellen Schrittes zu der Menschenansammlung hinüber.

„Euer Hooochwüürden“, flötete sie. „Bitte verzeihen Sie, dass ich Sie aufhalte. Doch mir ist Ihr wunderschönes Pferd aufgefallen und seine wertvolle Aufmachung. Auch Ihr Kostüm, Euer Exzellenz, fiel meinem geschulten Blick auf – und ich dachte daran, wie es wäre, wenn das Pferd und Sie eine aufeinander abgestimmte Robe trügen! Stellen Sie sich nur vor, verehrter Herr, wenn die Decke des Pferdes zu Ihren königlichen Kleidern passen würde! Würden Sie dann nicht gleich eine höchst herrliche Einheit darbieten, die alle begeistern würde? Kommen Sie, mein Herr, ich möchte Ihnen einen wertvollen Stoff vorstellen, der dem Ihren gleich kommt und dessen Farben Ihr Pferd prachtvoll erstrahlen lässt! Kommen Sie!“

Der Erbe warf einen Blick auf die notdürftige Kleidung der Magd und ihr strahlendes, aber von Arbeit zermürbtes Gesicht und blickte dann hinüber zu dem Stoffangebot, in dessen Richtung die Magd wies.

Er erkannte, dass die Stoffe höchste Qualität aufwiesen und war geschmeichelt von der Idee der Magd, seine Vorzüge noch deutlicher hervorzuheben.

Also ließ er sich die Stoffe vorführen, ohne die Magd selbst eines weiteren Blickes zu würdigen. Er lauschte ihren Ausführungen und Ideen und kam schließlich zu einem Schluss:

„Wohlan, Dienstmagd. Ich beauftrage dich mit dem Nähen einer Pferdedecke bis in vier Wochen. Wenn du bis dahin fertig geworden bist und ich Gefallen daran finde, belohne ich dich mit etwas, das dich glücklich macht.“

Die Dienstmagd juchzte und nickte heftig mit dem Kopf: „Sie können sich auf mich verlassen, Euer Hochwürden! Ich …“, errötend senkte sie den Kopf. „Es würde mich sehr glücklich machen, als Dienstmagd an Ihren Hof eingeladen zu werden.“

Heimlich hoffte die Magd inständig, wenn sie am Hof des Erben angestellt wäre, würde er sie eines Tages lieben, wenn er ihr täglich begegnete und sie sein Leben durch ihren Fleiß schöner machen würde.

Der Erbe dagegen dachte sich nichts weiter dabei und bestätigte den Wunsch der Dienstmagd: „Nun denn, dein Wunsch sei dir erfüllt“, versprach er und ging stolzen Schrittes zu seinem Pferd zurück.

Die Szenerie war beobachtet worden:

Der junge Schüler aus dem Ashram war auf den Marktplatz gekommen, um Lebensmittel für den Lehrer und einige andere Schüler zu kaufen. Er hatte das Gespräch zwischen der Magd und dem reichen Jüngling mit angehört und schüttelte nun den Kopf. Er wandte sich an die Magd und sagte: „Verzeihen Sie, meine Dame, aber glauben Sie wirklich, dass es Sie glücklich machen wird, wenn Sie als Dienerin am Hofe eines reichen jungen Mannes arbeiten werden? Sie mühen sich ab, um damit etwas zu erreichen, das doch nur irdischer Natur ist und sie im großen Rad des Lebens niemals weiterbringen wird. Es macht mich traurig, dass Sie so Ihre wertvolle Zeit verschwenden.“

„Wie bitte?“, die Magd stemmte empört ihre Hände in die Hüften. „Was erlauben Sie sich? Sind Sie etwa ein Glücksbeauftragter?“

Diese Vorstellung gefiel dem Schüler. Er legte seinen Kopf schief und nickte. „Nun, so in etwa lässt es sich sagen. Ich bin ein Schüler des großen Meisters Har Krishan und ich glaube, dass ich bereits einige Einblicke in wahres Glück habe werfen können.“

„Nun, was sollte dieses wahre Glück denn sein?“

Während die beiden so redeten, wandte sich die Menschenmenge, die sich bislang um das prächtige Pferd des Erben geschart hatte, durch den Tumult angelockt in die Richtung des Tuchstandes. Alle wollten wissen, was es um das Glück zu streiten gab.

„Ich glaube“, sagte der Schüler gerade, „dass echtes Glück bedeutet, erleuchtet zu sein und die Wahrheit aller Wahrheiten in sich aufgenommen zu haben. Wenn ich das Geheimnis des Universums verstanden habe, bin ich eins mit ihm und innerlich vollkommen frei von allen Anhaftungen dieser Welt. So lerne ich es.“

„Aha“, platzte die Dienstmagd zurück. „Ich glaube, Sie aufgeblasener Geistlicher, dass Sie sich auf dem Holzweg befinden. Man kann nicht durch die Beschäftigung mit Dingen, die man nicht sehen kann, wahres Glück finden. Wir sind in diese Welt gekommen, um etwas zu tun! Wenn wir diese Welt schön machen und keine Mühe und keinen Fleiß scheuen, um uns als würdig zu erweisen, werden wir glücklich sein können. Ich bin glücklich, wenn ich zeigen kann, dass ich alles gebe, damit auch andere glücklich sind."

Durch die Menge bahnte sich der junge Erbe einen Weg, pikiert darüber, dass ihm die Aufmerksamkeit entzogen worden war. Er hörte gerade noch den letzten Satz der Dienstmagd und achtete auf das Gemurmel der Menge, wo nun viele miteinander zu diskutieren begannen, was für sie bedeutete, glücklich zu sein. Da reckte er sich nach oben, nahm eine stolze Haltung ein und prahlte laut:

„Ich werde bald sehr, sehr glücklich sein. Ich bin angehender Erbe des vermögendsten Mannes dieser Gegend. Wenn ich all seinen Besitz als den meinen weiß und damit tun und lassen kann, was ich will, werde ich der mächtigste und wichtigste Mann auf diesem Platz sein und kann die ganze Welt kaufen. Ich kann mir nicht vorstellen, glücklicher zu sein als in diesem Zustand, der auf mich wartet."

Aus der Menge schauten einige verstimmt, andere spuckten verachtungsvoll aus. Sie mochten den jungen Angeber nicht, der nur an sich selbst dachte. Dennoch dachten viele von ihnen, dass der Erbe wohl recht hatte – auch sie wünschten sich mehr Reichtümer und stellten sich vor, wie wundervoll es sein würde, alles zu haben, was man sich wünschte, um keine harte Arbeit mehr ausführen zu müssen und in Saus und Braus leben zu können.

Aus der Menschentraube löste sich plötzlich eine junge Frau, die bisher noch kein einziges Wort gesagt hatte. Als sie in die Mitte trat, wurde es plötzlich still. Die Schönheit und Ausstrahlung der Künstlerin zog alle Menschen in ihren Bann. Sie hatte schwarze Locken und eine anmutige, schlanke Figur. Ihr Kleid umspielte ihre Hüften und ihr Armschmuck zierte ihre braune Haut. Mit strahlenden Augen sagte sie in die Stille hinein:

„Ich glaube an etwas anderes, liebes Volk. Ihr alle tut Tag für Tag etwas, das ihr nicht liebt. Ihr führt ein Leben, das euch nicht gefällt und denkt niemals darüber nach, was euch Freude bereitet. Ihr müsst tun, wozu euer Herz euch aufruft! Wenn ihr dem Fernweh folgt oder Künste auslebt, wenn ihr miteinander tanzt, feiert und das Leben genießt und euch dem verpflichtet, was Vergnügen fördert, werdet ihr vollkommen glücklich! Seht mich an! Ich fühle mich schon ausgezeichnet und ich beabsichtige, in kurzer Zeit glücklich zu sein, wenn ich auch den letzten Rest dessen abgelegt habe, was mir nicht gefällt."

Ein Raunen ging durch die Menge: „Was bildet sie sich denn ein? Meint sie, man solle nicht mehr arbeiten? Was tut sie denn? Geige spielen? Davon kann ich meine Kinder nicht durchfüttern! Sie hat scheinbar keine Mäuler zu stopfen. Weiß sie denn, was das echte Leben ausmacht? Solch eine Göre!"

Dem Erbe jedoch stand sprachlos der Mund offen. Er starrte die schöne Frau an und dachte bei sich: Sie würde sich perfekt als meine Gemahlin an meiner Seite machen. Wenn ich nur eine solch anmutige Frau die Meine weiß, ist mein Ruhm vollständig.

Schnurstracks ging er zu der Künstlerin hin, streckte seine Hand aus, nahm die ihre und küsste sie sanft. „Ich bin vollkommen von deinem Charme überzeugt, meine Teuerste! Ich möchte wissen, woher du kommst! Darf ich dich noch heute zu mir einladen? Ich möchte mehr darüber hören, was dich glücklich macht."

Die Schöne zog die Hand zurück und richtete sich auf. „Mit Verlaub, mein Herr, ich habe gerade keine Zeit für ernste Gespräche bei Tisch. Ich bin auf einer aufregenden Reise und möchte meine Tage planlos genießen. Ich fühle mich geschmeichelt und komme vielleicht eines Tages auf Ihre Einladung zurück, doch heute kann ich unmöglich zustimmen."

Betrübt nickte der Erbe. Dann fiel ihm etwas ein:

„Kannst du dir vorstellen, dich auf deiner Rückreise in meinem Haus blicken zu lassen? Ich habe dann bereits mein Erbe angetreten und kann dir all meine Reichtümer zeigen. Du bist herzlich willkommen und wirst dich sicher wohlfühlen!"

Die Magd hatte alles gehört und war starr vor Eifersucht geworden. Sie selbst hatte den Erben bitten müssen, in sein Haus kommen zu dürfen und musste ihm etwas dafür geben, während diese junge, faule Göre daher tanzte und eingeladen wurde, ohne einen Finger zu rühren! Sie kochte vor Wut. Das wollte sie nicht auf sich sitzen lassen.

„Wollen wir doch mal sehen", platzte es laut aus ihr heraus, „ob du wirklich so glücklich wirst, wie du behauptest! Es kann nicht wahr sein, dass du sorglos durch die Welt hüpfst und sich dir alles zu Füßen legt. Sicher kommst du in vier Wochen arm und geschlagen zurück – und schon gar nicht glücklich."

Die junge Künstlerin lachte glockenhell. „Oh, liebe Magd, ich weiß nicht genau, warum du wütend geworden bist, dennoch bin ich mir meines Glückes sicher! Ich könnte mir nichts Schöneres vorstellen, als einfach zu sein! Ich möchte dir von Herzen gern bald davon erzählen, wenn wir einander wiedersehen!“

Wieder nutzte der Erbe seine Chance und bekräftigte: „Ich lade euch alle, dich, werter Schüler, dich, Magd, und dich, holde Schönheit, in vier Wochen in meinem Hause zum Essen ein. Lasst uns vier Wochen lang unseren Weg gehen und unsere Überzeugung dessen erkunden, was uns glücklich macht! Du, weiser Schüler, erreichst die Erleuchtung. Du, Dienstmagd, machst alles richtig und zur Zufriedenheit aller, die dich umgeben und webst meine Pferdedecke. Du, begabte Künstlerin, gehst deinen Weg der Begabung und des Genusses. Ich selbst trete mein großes Erbe an. Wenn wir einander wieder begegnen, wollen wir darüber sprechen – und wer von uns tatsächlich glücklich geworden ist. Derjenige soll uns andere von dort an lehren, wie man diesen Weg geht und selbst glücklich wird.“

Heimlich war der Erbe mehr als sicher, sowohl der Glücklichste zu sein als auch mit seiner List die junge Schöne wiederzusehen und bei sich behalten zu können.

Zu seiner Freude sagten alle Beteiligten dem Experiment zu.

Die Magd wollte beweisen, dass sie eine bessere Frau war als die untätige Künstlerin. Der Schüler wollte seine Mitmenschen zu der Erleuchtung bekehren und gab sich dem höheren Ruf hin, Menschen zur Wahrheit zu führen.

Die Künstlerin wollte allen zeigen, dass der Frohsinn des Lebens im Genuss und in der Entfaltung des eigenen Potenzials lag und der Erbe wollte alles und noch mehr ganz für sich allein haben.

Sie tätigten gemeinsam einen Handschlag und vereinbarten, sich in vier Wochen im herrschaftlichen Schloss des Erben wiederzutreffen.

So zog jeder seiner Wege auf der Suche nach dem Glück.

Kapitel 2

Die Magd und das Glück

Noch immer wutschnaubend stampfte die Magd einige Stunden später mit dem Holzwagen, auf dem sie ihre Ware transportierte, zu ihrem Hof zurück.

„Wollen wir doch einmal sehen", knirschte sie vor sich hin, „ob ich euch nicht zeigen kann, dass nur, wer fleißig ist, auch das Glück wirklich erleben kann! Ihr Taugenichtse genießt das Leben nur für den Moment, doch wenn ihr nicht beweist, dass eure Existenz etwas nützt, ist das alles nichts wert. Ich kann wenigstens darauf zurückweisen, was ich erreicht habe!"

Dabei stieg ihr eine kleine Träne ins Auge, die sie achtlos wegwischte.

In ihrem Zimmer angekommen, warf sie sich auf ihr Strohbett und begann, zu weinen. „Warum hat der schöne, vermögende Mann mich nicht erkannt? Warum konnte er nicht sehen, dass ich es wert bin! Warum konnte er nicht durch die Augen seines Herzens blicken und verstehen, dass ich ihm durch alles, was ich für ihn tun würde, meine Liebe immer neu beweisen würde? Er würde sich auf ewig glücklich mit mir fühlen! Ach, er ist ein solch attraktiver Mensch! Ich wünschte, er würde endlich verstehen."

Sie weinte in ihr Kissen hinein und schlief schließlich erschöpft ein.

Am nächsten Morgen machte sie sich sogleich in der Früh auf, um ihre Aufgaben in Haus und Hof zu erledigen. Sie wusch Kleidung, kehrte die Wege, melkte die Kühe und führte sie auf die Weide, putzte die Fenster und kochte das Mahl für den Hofbesitzer. Er und seine Frau waren gütig und freundlich, aber viel beschäftigt. Sie sprachen nicht viel mit den Bediensteten, doch heute lächelte der Hausherr, als die Magd ihm sein Mittagessen servierte. „Sie haben vortrefflich gekocht, Fräulein", sagte er. Dann wandte er sich wieder seiner Frau zu.

Das Herz der Magd hüpfte. Wenn sie ein Lob bekam, fühlte sie sich für einen Moment gesehen und anerkannt. Sie meinte, sich geliebt zu fühlen und einen Platz in diesem Leben verdient zu haben. Beschwingt erledigte sie daraufhin noch einige andere Arbeiten, die ihr die Gewissheit gaben, das Lob verdient zu haben.

Am Nachmittag hatte die Magd in der Regel nicht viel Arbeit zu tun. Daher zog sie sich später in ihr Gemach zurück und zog ein großes Stück Stoff unter einem Ballen hervor, den sie vom Markt mit zurückgebracht hatte. Sie setzte sich damit an einen kleinen Holztisch und breitete ihn vor sich aus.

„Wenn die Pferdedecke fertig ist", sinnierte sie vor sich hin und lächelte dabei selig, „werde ich endlich dem jungen Erben wieder begegnen. Das ist meine Chance. Er wird erkennen, welch begabte, wunderbare und wertvolle Frau ich bin und mich zu seiner Gemahlin machen. Er wird mich immer um sich haben wollen."

Sie strich liebevoll über das bunte Stoffstück, nahm dann eine Schere, Nadel und Faden und weitere Utensilien zur Hand und begann mit der Arbeit: Sie maß, schnitt und nähte, Stich um Stich, solange, bis ihre Finger weh taten, denn der Stoff war sehr dick und es war nicht einfach, ihn so zu vernähen, wie die Magd es sich vorgestellt hatte. Als sie am späten Abend erschöpft die Arbeit niederlegte, fühlte sie Stolz in ihrer Brust: Heute hatte sie viel dafür getan, sich die Liebe ihres Traummannes zu verdienen. Sie hatte ein Lob geerntet und sich redlich bemüht. Müde schleppte sie sich zu Bett. Als sie sich mit ihrer dünnen Decke dürftig zudeckte, bemerkte sie dennoch, dass Traurigkeit wie ein dicker Kloß in ihrem Magen zu sitzen schien.

„Morgen werde ich einen noch erfolgreicheren Tag abschließen und viele wertvolle Dinge tun", sagte sie zu sich selbst. „Bald habe ich alles, was ich mir verdient habe und werde sicher sehr glücklich sein. Alles wird dann anders werden. Ich muss nicht mehr lange durchhalten."

Dann schlief sie ein.

Am nächsten Tag unternahm die Magd eine Wanderung in die nahegelegenen Wälder. Sie wollte Kräuter sammeln, um das Mahl des Hofherrn noch köstlicher zu gestalten als am Tag zuvor. Es sollte eine lange Wanderung werden, denn hoch im Gebirge wollte sie seltene Kräuter finden, die den Hausherrn und seine Frau überraschten.

Sie zog festes Schuhwerk an, band ihr Kleid eng an ihren Körper, damit es sie beim Wandern nicht störte, hievte einen großen, geflochtenen Korb auf ihren Rücken und griff zu einem Sonnenhut. Dann verließ sie den Hof auf einem kleinen Pfad, der in den Wald hineinführte.

Es war bereits Mittag geworden und die Sonne brannte heiß herunter, als die Magd am Fuße des Berges an einem kleinen Bach rastete. Sie setzte sich ans Ufer des plätschernden Gewässers, zog ihre Schuhe aus und senkte ihre schmerzenden Füße in das kühle Nass. Dann schloss sie die Augen, lehnte sich zurück ins weiche Gras und war kurz darauf eingeschlafen.

Sie träumte, dass sie auf dem Marktplatz wundervolle Stoffe verkaufen wollte, doch alle, die vorbeigingen, blickten sie nur verächtlich an und flüsterten miteinander: Ist das nicht die Magd, die uns mehr von dem liefern sollte, was wir sehen möchten? Diese Stoffe sind wir satt! Wir sollten ihr keinen Platz mehr auf diesem Marktplatz geben. Sie langweilt uns mit ihrem Angebot. Wir möchten sie nicht mehr.“

Schweißgebadet schreckte die Dienstmagd hoch und zog ihre Füße aus dem Wasser. Mit einem Male fühlte sie sich unendlich schuldig dafür, dass sie sich ausgeruht und sich eine Pause gegönnt hatte. Würde sie nicht viel zu spät nach Hause kommen? Würde am Ende das Abendmahl nicht rechtzeitig fertig sein und der Hausherr wäre enttäuscht von ihr? Würden all ihre Bemühungen nicht nur noch mehr von dem hervorbringen, was sie nicht wollte? Sie wollte so sehr beweisen, dass sie die Dinge noch besser konnte!

Eilig raffte sie sich auf, hob den Binsenkorb auf ihren Rücken und setzte ihre Wanderung fort. Sie hatte sich nicht einmal Zeit genommen, um ihre Schuhe wieder anzuziehen, trug sie daher in ihrer Hand und wanderte den schmalen Pfad barfuß entlang, der nun immer steiler bergan führte.

Immer beschwerlicher wurde nun der Weg, sie musste sich an Ästen und Zweigen festhalten, um nicht zurückzufallen. Doch die Magd blieb nicht stehen, sie wollte noch rechtzeitig den Hügel erreichen, um dort das benötigte Kraut zu finden, damit sie bei Tageslicht wieder ihre Rückreise antreten konnte.

Immer schneller hastete sie den Weg hinauf, rutschte aus, fing sich wieder, suchte mit den nackten Füßen sicheren Tritt – doch da geschah es: Die Magd übersah eine herausragende Wurzel, stolperte darüber, Halt suchend, warf sie die Arme nach oben, doch es half nichts: Sie stürzte schwer zu Boden, ein stechender Schmerz durchfuhr ihren Knöchel. Sie schrie auf und hielt ihren Fuß mit beiden Händen fest umklammert, während sie ein Stück den Berg hinunterrutschte und dann an der Seite des schmalen Pfades liegen blieb. Dann fiel sie in Ohnmacht.

Als die Magd erwachte, wusste sie nicht, wie lange sie so dagelegen hatte. Als sie versuchte, ihren Fuß zu bewegen, stöhnte sie auf, denn der Schmerz schien unerträglich. Das wilde Grausen erfasste sie: Was ist, wenn nun das Essen nicht rechtzeitig fertig würde und auf dem Hof wildes Durcheinander herrschte, weil sie es war, die alle wichtigen Arbeiten bis zum Ende des Tages erledigte? Was ist, wenn sie die Nacht hier verbringen musste und niemand sie fand? Was ist, wenn am nächsten Tag großer Ärger herrschte, weil sie nicht aufgetaucht war und alle enttäuscht waren? Niemand konnte sich auf sie verlassen!

Die Magd versuchte umständlich, aufzustehen, doch es gelang ihr nicht. Hilflos sank sie wieder zu Boden und begann zu schluchzen. „Ich weiß nicht weiter!“, sagte sie laut vor sich hin. „Ich weiß nicht weiter! Ich muss nach Hause! Ich muss meine Aufgaben erledigen!“

Lange saß sie weinend am Boden und wurde immer verzweifelter. Das Tageslicht verflüchtigte sich bereits und die Abenddämmerung zog herauf.

Plötzlich hörte die Magd aus der Ferne ein Geräusch: Eine fröhliche Melodie erreichte ihr Ohr. Da, Schritte! Jemand ging pfeifend den Weg entlang und kam offensichtlich immer näher.

Die Magd reckte den Hals, um hinter der nächsten Kurve etwas entdecken zu können – tatsächlich: Ein alter, vollbärtiger Mann stakste des Weges, bepackt mit einem Bündel Reisig und einem Stoffbeutel. Er pfiff vergnügt vor sich hin.

„Hilfe!“, schrie die Magd aus vollem Hals. „Helfen Sie mir! Ich bin verletzt und … ich muss dringend nach Hause. Alle warten auf mich …“, sie brach ab, unterbrochen von stechendem Schmerz.

Der Wanderer hatte die Magd sogleich entdeckt und eilte zu ihr herüber. Er bückte sich zu ihr herunter und begrüßte sie. „Guten Tag, Fräulein. Was ist Ihnen geschehen? Lassen Sie einmal sehen.“

Vorsichtig berührte er mit seiner warmen, behaarten Hand den Fuß der Magd und entdeckte unterhalb des Knöchels eine dicke Schwellung. „Das sieht nach einer schweren Verletzung aus, meine Dame“, stellte er nüchtern fest. „Sie können in keinem Fall weiterlaufen, ungeachtet der Weglänge. Für Sie hat das Wandern heute ein Ende.“

Die Magd bekam große Augen und erbleichte. „Was sagen Sie da? Das ist unmöglich! Ich muss heim zu meinem Herrn und mich um meine Arbeit kümmern!“

Der Alte lachte sympathisch. „Auch die Arbeit werden Sie in der kommenden Zeit vernachlässigen müssen. Ihr Knöchel ist gebrochen, Verehrteste. Ich mache Ihnen ein Angebot: Für die heutige Nacht bringe ich Sie zu mir nach Hause, es ist kaum wenige Steinwürfe entfernt. Ich bin wanderkundig und wohne hier. In spätestens zwei Tagen begleite ich Sie zu Ihrem Haus, wenn Ihr Fuß so weit ist, dass Sie mit einer Krücke gehen können.“

Die Magd ließ die Schultern hängen. Sie spürte wieder den starken Schmerz und musste erkennen, dass sie sich ohne die Hilfe des Wanderers nicht von der Stelle würde bewegen können. Also nickte sie schwach mit dem Kopf und sagte: „Es bleibt mir nichts anderes übrig. Vielen Dank für Ihre Güte. Dennoch: Ich bleibe nicht länger als unbedingt notwendig! Ich muss so schnell wie möglich heilen, um daheim wieder mit anpacken zu können. Es hängt viel davon ab." Dabei dachte sie an die bunte Pferdedecke und den jungen Erben, der darauf wartete, dass sie ihm zu noch mehr Schönheit und Auffallen verhalf.

Bald darauf kamen die beiden Weggefährten an einer einfachen Holzhütte an. Der Wanderer hatte die Magd gestützt und war langsam und vorsichtig mit ihr gegangen, indem er sie Schritt für Schritt ein wenig angehoben und das Gewicht auf seinen starken Armen verteilt hatte. Die Magd hatte sich immer wieder ein wenig unwohl gefühlt, weil sie dem Alten eine solche Bürde aufhalste – war er doch voll bepackt mit seinem Beutel und dem Reisigbündel.

„Da sind wir", sagte der Alte nun und stieß die quietschende Holztür auf. Die Magd warf einen vorsichtigen Blick ins Innere und erstaunte: Die Hütte bestand aus einem einzigen Raum, der hell und ordentlich gestaltet war. Offenbar wohnte der Mann allein, doch die Gemütlichkeit der Behausung ließ ein gutes Leben erahnen.

Der Alte schleppte das Reisigbündel zu dem offenen Kamin in einer Ecke des Raumes und machte sich dann daran, ein Feuer zu entzünden. Die Magd stand etwas verunsichert im Türrahmen und hielt sich daran fest, plötzlich bemerkte sie, wie müde sie war.

Nachdem das Feuer entzündet war, stand der Alte auf, kam zu ihr herüber und schaute sie durch seinen dichten Bart freundlich lächelnd, aufmunternd an. „Nun werden Sie sich ausruhen müssen, Fräulein", sagte er und es klang, als ließe er keine andere Möglichkeit zu.

„Kommen Sie nur herein, ich helfe Ihnen. Dort drüben ist mein Bett, ich überlasse es Ihnen."

Die Magd fühlte auf einmal, wie ihr warm ums Herz wurde, als ihr Gastgeber sie zu dem Bett hinführte und ihr half, sich auszustrecken. Als er einen Eimer holte, ihn mit einer weichen Decke bedeckte und ihren Fuß darauf hochlegte, spürte sie, wie eine einzelne Träne über ihre Wangen lief. „Was hat er nur davon, dass er sich so um mich kümmert?", fragte sie sich still. „Er hat ja nichts davon. Ich liege hier und kann mich nicht rühren, während er viel Arbeit mit mir hat."

Der Alte ging zu einem Kessel hinüber und hob ihn auf die Feuerstelle. „Nun können Sie ein wenig schlafen, Fräulein", sagte er. „Ich koche ein warmes Mahl und wecke Sie später zum Tee."

„Vielen Dank", sagte die Magd. „Ich fühle mich ganz seltsam, weil Sie so viel tun müssen. Es ist ihnen nicht zu viel? Ich werde es Ihnen ganz bestimmt ebenso mit einer Hilfe danken, wenn es mir besser geht."

„Denken Sie gar nicht erst daran", antwortete der Alte freundlich. „Es ist meine Pflicht und Freude, Menschen zu helfen, die in Not sind und ich möchte dafür nichts zurückbekommen. Sie sind hier herzlich willkommen, ganz gleich, ob Sie etwas tun oder nicht. Und nun schlafen Sie. Sie können es gebrauchen." Damit wandte er sich dem dampfenden Kessel zu.

Die Magd bebte innerlich. Sie konnte sich nicht erinnern, je eine solche Zuwendung erfahren zu haben. Noch war sie der Überzeugung, den Alten mit tätiger Dankbarkeit überhäufen zu wollen, sobald es ihr möglich war. Dann schlief sie erschöpft ein.

Als die Magd erwachte, spürte sie eine angenehme Wärme und ein Grummeln im Magen. Sie lag in einer warmen Decke eingehüllt und es duftete herrlich nach frischen Kräutern. Sie hob den Kopf und warf einen Blick aus dem kleinen Fenster hinaus. Es dämmerte. Langsam wurde ihr bewusst, dass es bereits Morgen sein musste.

„Guten Morgen", sagte der Alte, der mit einer heißen Suppenschüssel auf sie zukam. „Sie haben die ganze Nacht geschlafen! Ich habe die Suppe neu erwärmt. Stärken Sie sich! Danach schauen wir uns Ihren Köchel genauer an."

„Oh, guten Morgen", antwortete die Magd verschämt und verspürte ein schlechtes Gewissen. Sie lag nur im Bett und rührte keinen einzigen Finger. Nervös wippte sie mit ihrem Zeh.

„Nicht bewegen", befahl der Alte freundlich und schob einen kleinen Holzhocker neben ihr Bett. Er half der Magd, sich aufzurichten und schob ihr ein frisch aufgeschlagenes, weiches Kissen unter den Rücken. Dann reichte er ihr die Suppenschüssel und setzte sich. „Nun erzählen Sie einmal. Was hat Sie allein am Abend in den Wald verschlagen? Sicher hätte die Abenddämmerung Sie überrascht. Sie schienen nicht vorbereitet zu sein, die Nacht hier draußen zu verbringen."

„Ich wollte Kräuter oben im Gebirge sammeln“, gestand die Magd, dankbar und erleichtert, etwas essen zu können. „Ich wollte ein leckeres Mahl zubereiten, um meinen Hausherrn und seine Gemahlin zu beköstigen. Doch dann bin ich gestolpert und …“

„Sie sind eine Magd?“, unterbrach der Alte sie. „Ja“, bestätigte diese. Ich wohne unten im Tal und diene dort seit vielen Jahren. Es gibt viel zu tun, doch ich helfe gerne und möchte gute Arbeit leisten. Darum wollte ich, dass das Abendmahl an diesem Tag besonders gut schmeckt.“

„Hm“, nickte der Mann. Er wischte seinen Bart mit einem Stofftuch ab, nachdem er seine Schüssel auf dem Boden abgestellt hatte. „Und wie fühlen Sie sich dort, wo Sie leben? Haben Sie gute Freunde?“

„Freunde?“, fragte die Magd. „Wozu benötige ich Freunde? Ich habe ohnehin niemals Zeit für freies Tun und Schaffen. Ich bin immer beschäftigt. Im Übrigen …“, sie machte eine Pause, richtete sich auf und lächelte verklärt, „habe ich eine wunderbare neue Arbeit zu tun. Ich nähe eine Pferdedecke für den Jungen, bekannten Erben des reichsten Hauses der Gegend. Sie kennen ihn vermutlich. Er hat mich um dieses Stück gebeten, weil er weiß, dass die beste Arbeit von mir kommt! Sicherlich ist er mir zu tiefstem Dank verpflichtet und wird mich daraufhin als Dienstmagd in sein Haus einladen. Dann werde ich … dann werde ich für immer dort sein.“

Der Alte blickte die Magd neugierig an. „So?“, sagte er und legte seine Hände ineinander. „Für immer? Was möchten Sie denn bei ihm? Geht es Ihnen dort, wo Sie sind, nicht gut?“

„Doch, es geht mir prächtig“, versicherte die Magd. Doch …“ Sie errötete. „Ich hoffe … nun, ich erhoffe mir, dass der junge Erbe mich …, nun also …, dass er mich zur Frau nimmt.“

Der Alte zog staunend die buschigen Augenbrauen hoch. „Zur Frau nimmt? Wegen der Pferdedecke? Aber wie kommen Sie denn darauf?“

Die Magd bewegte hektisch ihre Hand. „Aber das ist doch offensichtlich, oder nicht? Ich nähe die schönste Pferdedecke weit und breit, der Erbe wird staunen und sich sehr freuen und sehen, dass ich es mit Liebe getan habe! Daraufhin wird seine Liebe zu mir ebenfalls entbrennen und wir werden sehr glücklich sein.“

„Hm“, machte der Alte wieder. Dann blickte er die Magd aufmerksam an und sagte: „Ich verstehe nicht recht, wie es dazu kommen muss, dass der junge Erbe Sie liebt, wertes Fräulein, weil *Sie* ihn lieben und weil Sie etwas für ihn *tun*. Hat er am Ende nicht nur eine Pferdedecke mehr? Interessiert er sich denn bereits für Sie, Werteste?“

Die Magd stockte und zögerte. „Nun jaaaa …“, sagte sie langsam. „Er interessiert sich noch nicht für mich. Ich meine, er kennt mich gar nicht. Er weiß nur, dass ich eine Magd bin und hervorragende Arbeit leiste. Ich bin mir sicher, er sucht nach jemandem wie mich. Nach jemandem, der ihn glücklich macht.“

„Aber wertes Fräulein, entschuldigen Sie, wenn ich Ihnen zu nahe trete – Sie wollen einen Menschen durch harte Arbeit glücklich machen und wünschen sich, dass er Sie aufgrund dessen lieben lernt. Fortan müssen Sie sich zeitlebens bemühen, diesen Menschen durch Ihr Tun bei Laune zu halten und ihn glücklich zu machen, denn wenn Sie einmal nichts tun, würde er seine Liebe zu Ihnen verlieren. Sie bemühen sich darum, zu machen, dass ein anderer sie liebt. Ist das nicht ein unfasslich anstrengendes Unterfangen?"

Die Magd schwieg betroffen. So hatte sie die Umstände noch nie betrachtet. Sie schluckte schwer und blickte auf ihre schwieligen, arbeitsamen Hände. Sie hatte sich immer bemüht. Bemüht um … sie wandte den Blick ab. Tränen liefen über ihr Gesicht.

Der Alte erhob sich und strich ihr aufmunternd über die Schulter. „Junge Frau", sagte er, „heute werden Sie gar nichts tun. Sie können von Glück sagen, dass Ihr Knöchel gebrochen ist. So muss ich mich nicht darum kümmern, Sie in der Ruhe zu halten. Wir werden dennoch einen schönen Tag haben. Verlassen Sie sich darauf. Ich bin gleich zurück."

Dann wandte er sich um, griff nach seinem Beutel und ging zur Tür.

Einige Zeit später kam der alte Mann mit einem großen Blumenstrauß und mehreren Händen voll süßer Beeren zurück. Er reichte der Magd die Beeren in der gesäuberten Schüssel und stellte die Blumen neben ihr Bett. Dann machte er sich erneut daran, eine große Kanne Tee aufzusetzen, kehrte das Zimmer, holte weiteres Feuerholz herein, klapperte mit dem Holzgeschirr.

Die Magd tat zeitweise, als sei sie eingeschlafen. Doch in Wahrheit lag sie still, mit geschlossenen Augen da, lauschte auf die geschäftigen Geräusche und bemerkte, wie etwas in ihr langsam still wurde. Sie fühlte sich auf einmal seltsam ruhig und hatte sogar vergessen, dass sie schnellstens aufbrechen und nach Hause zurückkehren wollte. Die Worte des Alten hallten lange in ihr nach: „Sie bemühen sich darum, zu machen, dass ein anderer sie liebt. Ist das nicht ein unfasslich anstrengendes Unterfangen?“

Ja, das war es. Es war unfasslich anstrengend, sich darum zu bemühen, von anderen gesehen zu werden. In diesem Moment fühlte sich die Magd von ihrem Gastgeber gesehen, obwohl sie nichts dafür tat. Dieses Gefühl war ihr gleichermaßen unangenehm wie berührend.

Im Laufe des Tages untersuchte der alte Mann den Fuß der Magd, schiente ihn umsichtig, mit einem Stock und einem sauberen Stück Stoff. Er lagerte ihn frisch nach oben, ließ die Magd viele Becher leckeren Kräutertees trinken, unterhielt sie mit Geschichten aus Feld und Wald und lachte gemeinsam mit ihr über ihre dürftigen Versuche, sich aufzusetzen.

Ehe die Magd sich versehen konnte, war es bereits Abend geworden. Da erinnerte sie sich daran, dass sie schnellstens hatte zu ihrem Haus kommen wollen. Doch sie schwieg – zum ersten Male spürte sie ein klein wenig Widerwillen beim Gedanken daran, sich bald wieder in Reih und Glied ihren Aufgaben zu widmen. So beendeten die beiden den gemeinsamen Tag mit einem weiteren warmen Mahl, ohne über die Heimkehr der Magd zu sprechen. Auch der Alte schwieg, wohl wissend, welche innerlichen Veränderungen sich im Herzen der Magd zutrugen.

Am nächsten Morgen untersuchte der Mann ein weiteres Mal den Fuß der Magd und berichtete fachkundig: „Heute können wir die Reise wagen. Wir werden gleich ein Paar frisch geschnitzte Krücken ausprobieren. Ich begleite Sie, Fräulein. Sie werden nicht arbeiten dürfen, doch mit Hilfe können Sie gehen."

Die Magd seufzte. „In Ordnung", sagte sie. „Ich werde es versuchen." Heimlich wunderte sie sich darüber, dass ihr so ganz die Freude fehlte, den Heimweg anzutreten.

Doch als sie mithilfe des Alten die Krücken ausprobiert hatte und sich sicher fühlte, bereiteten sie sich zum Aufbruch vor. Der Mann packte alle notwendigen Dinge zusammen und stützte die Magd, als sie die Hütte verließen. Dann stiegen sie langsam den Berg hinab und unterbrachen Ihre Wanderung häufig, damit sich die Magd ausruhen konnte.

Gegen Abend kamen sie an den Hof der Magd, wo noch hell Licht hinter den Fenstern brannte. Der freundliche alte Mann brachte die Magd bis zur Haustür, legte dann seinen Beutel vor sich ab und suchte etwas darin. Er zog ein kleines Stoffpaket hervor und reichte es der Magd.

„Dies sind die Kräuter aus dem Gebirge, die Sie finden wollten. Ich habe sie gesammelt, als ich unterwegs war, um die Beeren zu pflücken. Nehmen Sie sie und kochen Sie damit ein leckeres Mahl, wenn Sie es wünschen – doch trocknen Sie sie zuerst und lassen Sie sich Zeit, um zu gesunden. Es ist wichtig, dass es Ihnen gut geht. Nicht, um wieder viel tun zu können. Tun Sie es für sich."

Gerührt drückte die Magd die Hand des Alten. „Ich weiß nicht, was ich sagen soll. Ich …, ich hätte niemals gedacht, dass es möglich sei, etwas anderes zu tun, als zu dienen. Schließlich bin ich eine Dienstmagd."

„Sie sind auch ein Mensch, Verehrte. Vergessen Sie das nicht."

Sie verabschiedeten sich und während der Alte davon wanderte, klopfte die Magd zaghaft an die wohlbekannte Tür. Sie musste nicht lange warten, schon öffnete sie sich und der Hausherr selbst stand vor ihr, dicht gefolgt von seiner Gemahlin.

„Guten Abend, ich war nicht freiwillig weg", beeilte die Dienstmagd, zu erklären. „Ich kann gleich morgen früh …"

„Fräulein!", rief der Hausherr aus. „Wir sind so froh, dass Sie wieder da sind! Was ist Ihnen geschehen? Wir haben uns solche Sorgen gemacht!"

Der Magd blieb der Mund offen stehen. „S… S… Sorgen? Um mich?" Sie konnte kaum glauben, was sie hörte. Doch da trat die Frau des Hausherrn vor, umarmte die Dienstmagd herzlich und drückte sie fest. „Fräulein", sagte auch sie. „Wir haben erst gemerkt, wie wichtig Sie hier sind, als Sie verschwunden waren. Alles, was zu tun war, blieb liegen. Doch viel, viel wichtiger ist uns, dass es Ihnen gut geht. Wir sind sehr erleichtert, dass Ihnen nichts Schlimmeres zugestoßen ist als …", sie deutete auf den geschienten Knöchel, „das hier. Kommen Sie herein, nun sind Sie zu Hause."

Tränen stiegen der Magd in die Augen. Zum allerersten Mal, seit sie an diesem Hof wohnte, war das Wort „Zuhause" gefallen und zum allerersten Mal fühlte sich die Magd persönlich gemeint und angesehen.

In den Tagen darauf veränderte sich die Atmosphäre am Hofe der Magd zusehends: Sie selbst war diejenige, die sich zu wandeln begann. Ihre Aufgaben erledigte sie nun gelassener, sie war nicht mehr verbissen und voller Hast bei der Arbeit, sondern kümmerte sich mit mehr Hingabe und Liebe um die Dinge, die ihr anvertraut waren. „Seltsam", so dachte sie immer wieder, „alles, was ich tue, fühlt sich anders an. Ich tue noch immer dieselben Dinge und mein Leben hat sich nicht verändert – dennoch ist mir, als habe eine anstrengende, harte Jagd ihr Ende genommen."

Und wie sie so immer gelassener und fröhlicher wurde, wendeten auch die anderen Bediensteten, ja, sogar der Hausherr und seine Frau, sich ihr öfter zu, lachten und scherzten mit ihr und suchten ihre Nähe. Das bemerkte die fleißige Magd und fragte eines Tages eine andere Dienerin: „Wie kommt es, dass ihr nun alle mehr mit mir zusammen sein wollt? Ich habe mich so sehr damit abgemüht, dass alle zufrieden mit mir sind und habe versucht, glücklich zu werden, indem ich alles nur Erdenkliche dafür tue. Doch nun scheint es, alles, was ich mir gewünscht habe, fließt mir nur so zu."

„Das ist ein Leichtes“, lachte die andere Dienerin. „Du hättest dich sehen müssen! Mit deinen zusammengebissenen Zähnen und der angestrengten Miene wollten wir dir lieber nicht zu nahe kommen! Du warst immer so bemüht, dass wir alle davon ausgingen, dass es nicht besonders viel Spaß macht, mit dir zusammen zu sein.“

„Wirklich?“, staunte die Magd. Da wurde ihr bewusst, dass sie all das Glück der Liebe, nach dem sie sich gesehnt hatte, eigenhändig von sich weggehalten hatte, indem sie darauf bestanden hatte, es sich hart verdienen zu müssen.

Kapitel 3

Der Schüler und das Glück

Zur selben Zeit, in der sich dies zugetragen hatte, betrat auch der Schüler, der im Ashram verweilte, seinen Pfad auf der Suche nach dem Glück – und nach Erleuchtung.

Er verweilte bereits recht lange bei dem bekannten Lehrer, dem er mit leidenschaftlichem Herzen folgte und den er tief bewunderte, weil dieser in Frieden und innerer Freiheit auf der Welt zu wandeln vermochte. Der Schüler stellte sich täglich vor, wie auch er selbst eines Tages seine menschlichen Begierden und Wünsche gezähmt, sich rundum auf die unsichtbare Welt ausgerichtet und in sich selbst in tiefem Frieden angekommen wäre. Alles, was dafür notwendig war, so glaubte er, waren tiefe, unbedingte Hingabe und spirituelle Disziplin.

Als der Schüler ein Kind gewesen war, lebte er in einer lauten, überfüllten Stadt im Fernen Osten. Die Menschen dort waren immer gehetzt und auf der Jagd nach Neuem. Sie beschäftigten sich mit den Dingen dieser Welt und fragten nicht nach dem, was hinter all dem lag, dass man mit bloßem Auge sehen kann. Bereits in jungen Jahren hatte der Schüler verstanden, dass all die Geschäftigkeit die Menschen nicht weiterbrachte, im Gegenteil:

Je schneller sie rannten, umso weniger schienen sie anzukommen.

So wuchs im Herzen des Schülers der Wunsch heran, eines Tages einen anderen Weg zu gehen. In seinem Umfeld hatte er niemanden gefunden, dem er vertraute und dem er all die Fragen stellen konnte, die auf seiner Seele brannten. Als junger Mann erzählte ihm jemand von der Möglichkeit, in einem Ashram den Weg nach innen zu gehen und zu lernen, wie man wahre Erleuchtung erlangen könnte. Der Schüler war sogleich entschieden: Das sollte sein Weg sein. Das Glück war in der Erleuchtung zu finden – sofern sie nur nichts mit all dem zu tun hatte, womit der junge Mann aufgewachsen war.

Sobald seine Eltern es ihm erlaubten, zog er in den nächstgelegenen Ashram um und lernte dort seitdem den Weg der Aufgabe alles Irdischen.

Der Alltag im Ashram hatte den jungen Schüler fest im Griff: morgens stand er bereits gegen vier Uhr auf und begab sich in einen kleinen Meditationsraum, wo er mehrere Stunden still im Schneidersitz verbrachte. Er übte sich darin, seine Gedanken zum Schweigen zu bringen und sich darauf einzulassen, alles Irdische, das ihn belastete, loszulassen. Es gab Tage, an denen er in gelöster Glückseligkeit mit dem All verschmolz, und andere Tage, an denen er bereits nach zehn Minuten wünschte, wieder aufstehen zu können. Wenn es ihm gelang, innerlich still zu werden und sich vollends in das Sein hineinzubegeben, spürte er Stolz und Vorfreude, denn er war sicher, von der großen Erleuchtung nicht mehr weit entfernt zu sein. Doch gelang ihm diese Versenkung nicht und die Gedanken in seinem Verstand kreisten laut umher, verwirrten ihn, und seine Glieder rutschten nervös auf der dürftigen Bodenmatte hin und her, fühlte er sich von seinem Ziel weit entfernt und verließ am Ende der stillen Zeit niedergeschlagen den Raum. Er mühte sich, auch diese Tage anzunehmen und nicht dagegen anzukämpfen, doch er spürte, dass ihn der Wechsel und die beständige Unsicherheit, ob er nun erfolgreich sein würde, nicht befriedigten. Immer wieder warf er ein Auge auf den Lehrer, dem es offensichtlich nicht schwer zu fallen schien, das Sein und das Leben selbst durch sich hindurchfließen zu lassen. Er war ganz angekommen, so schien es: bei sich selbst, auf der Fußmatte, an diesem Tag, in dieser Zeit.

Um jeden Preis wollte der Schüler sein wie sein Meister, leben wie sein Meister, erreichen, was sein Meister erreicht hatte. So wandte er mehr und mehr Kraft und Einsatz auf als alle anderen Bewohner des Ashrams und als jeder Gast, der je seinen Fuß dorthin gesetzt hatte. Er wollte beides lernen: sowohl die Hingabe in das Leben als auch Erleuchtung über das Leben hinaus. Immer wieder standen ihm die Bilder seiner Kindheit vor Augen; Menschen, die sowohl davor wegliefen, sich hinzugeben und auszuhalten was war, als auch, darüber hinauszuwachsen, indem sie erkannten, dass alles, was war, keine wahre Bedeutung hatte. Er war fest davon überzeugt, nur tiefste Hingabe erlernen zu können, indem er dem Lehrer diente und alles dafür gab, was notwendig war, damit der bereits erleuchtete Meister seiner Gebetspraxis nachgehen konnte, während er, der Schüler, demütig in einer dienenden Haltung verblieb.

Nachdem er den Meditationsraum verlassen hatte, arbeitete er in den Gärten. Er jätete Unkraut, pflanzte Samen, goss und beschnitt die Pflanzen. Um die Mittagszeit nahm er ein winziges Mahl zu sich, um danach zum Putzen in die weitläufigen Räumlichkeiten zu verschwinden. Bald war er als der fleißigste Schüler bekannt, doch das bedeutete ihm nichts. Er wollte mehr als irdisches Lob. Seine Hoffnung war die Belohnung der Erleuchtung als Antwort auf seine Mühen.

Am Abend begab sich der Schüler wiederum in die Meditationsräume, um den Tag in Stille zu beschließen.

Doch immer öfter legte er sich am Abend unzufrieden auf sein Lager. Am Tage beobachtete er seinen Meister und begann, sich über dessen Ruhe und Gelassenheit zu ärgern. Er selbst, der Schüler, musste arbeiten und fleißig sein, damit der Lehrer seine spirituelle Praxis leben konnte – war es darum nicht verwunderlich, dass er selbst, der Schüler, für ein erleuchtetes Leben gar keine Zeit hatte? Vielleicht lag es nun genau daran, dass er zu viel tat, sich zu sehr der Hingabe widmete und sich damit selbst von seiner Erleuchtung abwendete. Ob er nicht selbst verdient hatte, seinem heiligen Wunsch nach Erleuchtung nachzugeben und sich selbst den Freiraum zu gönnen, den es dazu benötigte?

Der Ärger in seinem Bauch nahm zu – denn ein giftiger Gedanke war im Herzen des Schülers eingezogen: Er fühlte sich vom Leben ungerecht behandelt und meinte, niemand, erst recht kein Gott oder das Universum selbst, würde seine menschliche Mühe anerkennen, mit der er beweisen wollte, dass er die Erleuchtung verdient hatte. Er beschloss, von nun an eine andere Taktik zu versuchen.

So kam ihm eines Abends, als der Schüler grübelnd in seinem Bett lag, folgender Gedanke:

Wenn er entschied, fortan alles genau so zu tun, wie sein Meister es vorlebte, wenn er aß, wann dieser aß, wenn er betete, wann dieser betete, wenn er ruhte, wann dieser ruhte, und wenn er keine der Arbeiten mehr verrichtete, die auch dieser nicht verrichtete – wenn er wie sein Schatten dem Leben des Meisters folgte, dann würde er wie ebendieser auch die Erleuchtung erlangen.

Der Schüler wurde bei diesem Gedanken ganz aufgeregt. Er sah ein Licht am Ende des Tunnels, der so dunkel zu sein schien, weil er tagtäglich nur Dinge tat, um damit etwas zu erreichen. Also beschloss er, von nun an sein bisheriges Bemühen niederzulegen und sich ganz der Nachfolge des Lehrers zu widmen.

Am nächsten Tag wartete er vor der Schlafzimmertür des Meisters, um diesen vor seinem morgendlichen Gebet abzufangen. Als er durch die Tür trat, stoppte der Schüler ihn und sagte: „Wenn Ihr erlaubt, Meister, möchte ich von heute an noch mehr lernen, zu leben, wie Ihr lebt. Ich möchte auch der Hingabe durch vieles Schaffen abschwören und mich ganz dem Studium Ihres Lebenswandels widmen."

Der Lehrer nickte weise und bejahte. „Komm mit, Schüler. Folge mir in den kommenden Tagen in allem und tue es mir gleich. Ich werde dich das erleuchtete Leben lehren."

Glücklich über die Zustimmung seines Meisters folgte der Schüler dem Lehrer in den Meditationsraum.

Nachdem sie zwei Stunden gesessen hatten, atmete der Meister tief durch, erhob und streckte sich in alle Richtungen aus. Dann pfiff er ein fröhliches Liedchen und begab sich zum Frühstück. Der Schüler tat es ihm gleich: Auch er streckte sich nach allen Seiten, pfiff ein fröhliches Liedchen und ging neben seinem Lehrer zum Speisesaal. Er setzte sich und wählte dasselbe Frühstück aus, trank dieselbe Teesorte und stellte sein Geschirr in dieselbe Ecke, in die der Meister das seine abstellte.

Daraufhin folgte er ihm in den Garten, doch anstatt dort zu arbeiten, setzte der Meister sich mitten auf die Wiese, kreuzte seine Beine und begab sich erneut in eine tiefe Meditation. Der Schüler tat es ihm nach, erfreut, sich nicht bei harter Arbeit Rückenschmerzen zuziehen zu müssen.

Am Nachmittag standen beide auf und der Meister begab sich zu einer Gruppe von Gästen, die er über die Freiheit des Seins lehrte. Der Schüler setzte sich neben ihn und wiederholte im Geiste jedes seiner Worte. Er schielte zu seinem Meister hinüber und bemühte sich, auf dieselbe Weise in die hungrigen Gesichter der Menge zu blicken, die gekommen war, um den klugen Worten des Lehrers zu lauschen.

Am Abend aß der Meister eine einzige Banane und begab sich nach einer dritten Meditationsrunde in seinen Schlafraum.

Auch der Schüler aß eine Banane und legte sich dann in sein Bett. Auf eine seltsame Weise fühlte er sich zugleich angestrengt und entfernt von sich selbst, was ihn glauben machte, dass er gute Fortschritte vorwies, sein irdisches Leben und seine Anhaftungen hinter sich zu lassen, um sich ganz in die Freiheit der Erleuchtung zu begeben.

So gingen die Tage dahin. Ein jeder Tag war dem anderen sehr ähnlich und der Schüler folgte dem Lehrer in allem, was er tat. Nach einigen Wochen hatte der Schüler jeden einzelnen Handgriff seines Meisters perfekt adaptiert und verhielt sich in allem, was er sagte, tat und wie er sich bewegte, genau wie dieser. Jeden Abend legte er sich in sein Bett, fühlte sich etwas weiter von sich selbst entfernt, seltsam weniger gefühlvoll und freute sich über die nahende Erleuchtung.

Doch eines Tages geschah etwas Außergewöhnliches:

Der Meister und sein Schüler gingen im Garten spazieren. Der Schüler folgte seinem Meister auf Schritt und Tritt.

Plötzlich drehte der Meister sich zu seinem Schüler um und fragte ihn unverhohlen: „Bist du bereits erleuchtet?"

Der Schüler stutzte und zuckte dann mit den Schultern. „Um ehrlich zu sein, Meister, ich weiß es nicht. Ich fühle mich nicht mehr so ärgerlich, weil ich mich nicht mehr so sehr abplage, doch ich fühle mich auch nicht wirklich frei – denn ich achte den lieben langen Tag auf das, was Ihr tut, um nichts von dem, was ich lernen kann, zu verpassen."

„Interessant“, antwortete der Lehrer und in seinem Mundwinkel deutete sich ein Lächeln an. Der Schüler ärgerte sich insgeheim. „Der Meister macht sich lustig über mich“, dachte er.

Doch der Meister schien seine Gedanken erraten zu haben und antwortete ihm: „Lieber Schüler, den Weg der Erleuchtung kann ich dir nur weisen, ich kann ihn dir nicht zeigen. Deinen zweiten Versuch hast du bereits hinter dich gebracht. Zuerst tatest du alles, um den Himmel zu bewegen, dir Erleuchtung und damit Glück zu schenken. Du wolltest ihn überreden, indem du dich als würdig erweist. Du hast um die Erleuchtung gebettelt. Als Nächstes hast du es damit versucht, zu beweisen, dass du die Dinge gut kannst. Du wolltest der Erleuchtung befehlen, weil du dich in deinem Herzen geärgert hast und heimlich davon ausgegangen bist, dass der Himmel dir etwas vorenthält, auf das du Anspruch hast. Beide Wege gehen davon aus, dass du etwas haben musst, das noch nicht da ist. Ich möchte dir ein Experiment der dritten Art vorschlagen. Komm mit mir.“

Er führte den Schüler zu einem Teich in einer Ecke des Gartens. Dort kniete er nieder, der Schüler tat es ihm gleich. Beide beugten ihr Antlitz über das klare Wasser und betrachteten darin ihr Spiegelbild.

Dann sagte der Meister: „Ich möchte, dass du heute hier verweilst und dich immer wieder für einige Sekunden lang in diesem Wasser spiegelst. Betrachte dich eingehend. Dann ziehe dich zurück, setze dich hin und meditiere. In der Versenkung stelle dir vor, auszusehen wie ich. Dann unterbrich die Meditation, beuge dich erneut über das Wasser und kontrolliere, ob sich dein Spiegelbild verändert. Tu dem so lange, bis du mir in allem gleichst."

Dann erhob er und entfernte sich von der Stelle.

Der Schüler blieb kopfschüttelnd allein zurück. Doch es blieb ihm keine andere Wahl: Er musste es versuchen. Vielleicht gab es ein Geheimnis, das zu ergründen er nun bereit war. Vielleicht würde sich eine wundersame Transformation ereignen, die ihn zu der ersehnten Erleuchtung führen würde.

Also tat er, wie der Meister ihn geheißen hatte. Er beugte sich über sein Spiegelbild, betrachtete sich eingehend, setzte sich dann, um zu meditieren und malte sich das Bild seines Meisters vor Augen. Intensiv stellte er sich vor, wie sein Gesicht sich zu dem des Meisters verwandeln würde. Daraufhin beugte er sich erneut über das Wasser, um sein Spiegelbild zu betrachten und Veränderungen festzustellen.

Doch so oft er sich auch über das Wasser beugte und sich betrachtete, nichts geschah. Der Schüler war es gewohnt, lange Zeit Dinge zu tun, deren Ergebnis er nicht absehen konnte, also verharrte er den ganzen Tag am Ufer des Sees. Er meditierte entschlossen und versunken und betrachtete aufmerksam sein Spiegelbild. Nichts veränderte sich. Wie sehr er sich auch bemühte, wie tief er auch versank, nichts geschah.

Als es dunkel wurde, erhob sich der Schüler erschöpft und traurig. Mit hängenden Schultern verließ er die Stelle und schlich wie ein geprügelter Hund zu seinem Schlafgemach. Dort ließ er sich auf sein Lager fallen und seufzte tief. Er war zum ersten Mal davon überzeugt, nicht dazu fähig zu sein, die Erleuchtung wahrhaftig zu erlangen. Der Meister hatte ihm eine Aufgabe gegeben, die er nicht hatte ausführen können, kein Wunder war geschehen. Etwas musste falsch mit ihm sein. Vielleicht war ihm das Glück der Erleuchtung nicht vergönnt. Er entschied sich, am Morgen seine gewohnte Arbeit im Garten und in den Räumen wieder aufzunehmen und sich damit zu begnügen, sich in Demut und Hingabe zu üben.

Am nächsten Tag begegnete er dem Meister im Speisesaal. Dieser setzte sich neben ihn und frage unverblümt: „Nun, bist du erleuchtet? Hat dein Spiegelbild dir mein Antlitz gezeigt?“

Der Schüler senkte traurig den Kopf. „Ich habe es aufgegeben, Meister. Ich kann nicht erleuchtet sein, wie Ihr es seid. Es hat sich nichts verändert und nun glaube ich, der Freiheit und dem Glück der spirituellen Ekstase nicht würdig zu sein.“

Da lachte der Lehrer laut und zum ersten Mal schlug er ihm freundschaftlich auf die Schulter: „Mein treuer Schüler, hast du denn wirklich nicht verstanden, was ich dich lehren wollte? Du hast deine Aufgabe wunderbar gemeistert! Du hast erkannt, dass es unmöglich ist, zu sein, wie ich es bin. Niemals, nicht um alles in der Welt wirst du im See mein Antlitz erkennen, wenn du dich selbst betrachtest. Du kannst nie und niemals jemand anders sein, ganz gleich, wie sehr du dich bemühst. Dabei spielt es keine Rolle, ob du nun hart arbeitest, alles tust, was ich tue oder dir dasselbe Leben wünschst, wie ich es führe. Erleuchtung ist nicht von einem Menschen auf den anderen übertragbar. Es ist nicht möglich, ein lebendiges Ereignis im Leben eines Menschen als eine tote Kopie nachzuahmen. Dein Geist ist anders als der meine, deine Seele ist anders als die meine und auch dein Körper, dein Gesicht ist anders.

Du wirst deinen eigenen Weg finden müssen, junger Schüler. Was du hier gelernt hast, ist nicht, erleuchtet zu werden wie jemand anderes, sondern zu erkennen, dass es unmöglich ist, diese übernatürliche innere Freiheit durch eigene Bemühungen zu erlangen."

Der Schüler saß wie erstarrt auf seinem Platz. Er bemühte sich, zu verstehen, was der Meister ihm hatte erklären wollen. Langsam dämmerte es ihm: Um freizuwerden und die Erleuchtung zu erlangen, hatte er sich selbst verlassen und versucht, zuerst für einen anderen, und danach das Leben eines anderen zu leben. Er hatte nicht getan, was seinem eigenen Weg entsprochen hätte, war nur darauf besonnen gewesen, den Weg eines anderen zu gehen. So weit sogar, dass er bereit war, nicht mehr auszusehen, wie er selbst, weder in seinem Spiegelbild im Wasser, noch in seinem Geist.

Er erkannte, dass *er* nicht die Erleuchtung erlangen konnte, wenn er nicht bereit war, *er selbst* zu sein.

Lange saß er still da und sann über die Worte des Lehrers nach, der ihn allein an seinem Tisch zurückgelassen hatte.

Dann fragte er laut in die Stille hinein: Doch was ist nun mit dieser Erleuchtung, die ich mir durch Folge und

Hingabe verdienen wollte? Ich wollte sein wie mein Lehrer, um zu erleben, was er erlebte. In der Umkehr wollte ich meinem Lehrer in allem dienen, um zu beweisen, dass ich die Erleuchtung wert war. Ich gab mich selbst auf, um erleuchtet zu werden. Nun begreife ich, dass ein Zeichen der Erleuchtung sein kann, die Vorstellung davon, was Erleuchtung sein sollte, ein für alle Mal loszulassen."

Nicht zu wissen, was Erleuchtung ist – wie sollte das nur vonstattengehen? Die Erkenntnis dieses übernatürlichen Zustandes war sein bisheriges Lebensziel gewesen, alles hatte er dafür geopfert, das Geheimnis zu lüften. Der Schüler ließ die Schultern hängen.

Plötzlich, urplötzlich, stieg in seiner Brust eine heiße, triefende Freude auf und riss ihn von seinem Platz. Er sprang auf und legte seine Hände auf sein Herz. „Ich weiß nicht, was Erleuchtung ist. Ich weiß nicht, was Erleuchtung ist! Oh, heilige Erleuchtung, wie unglaublich erleichternd das ist! Ich habe keine Ahnung, von nichts und niemandem und nun gehe ich in den Garten und arbeite mit den Pflanzen und kann mir nichts Schöneres vorstellen, als es einfach zu tun und keinerlei Vorstellung davon zu haben, was mein Ziel ist und wie ich es erreichen könnte! Oh, heiliges Glück, wie wunder-, wunderschön das ist!" Dann hüpfte er aus dem Speisesaal hinaus durch die breite Flügeltüre in den Garten, schnappte eine Harke, grub seine Hände tief in die Erde und lachte ein seliges Lachen, bei dem ihm eine kleine Träne aus dem rechten Augenwinkel glitt.

Die Tage nach der wunderbaren Erkenntnis vergingen wie im Flug. Der Schüler blieb weiter im Ashram und erledigte alle anfallenden Arbeiten. Er meditierte und betete, beobachtete den Meister und unterhielt sich mit ihm, er schlief und aß und wässerte die Pflanzen. Nichts hatte sich verändert und doch war alles anders geworden. Der Schüler fühlte sich erfüllt mit einer tiefen Gewissheit, dass alles richtig und gut war.

Eines Tages packte ihn die Neugier: „Ich möchte wissen", fragte er sich, „ob ich mich in meinem alten Leben in der großen, lauten Stadt auch gut fühlen werde. Wird das Glück bleiben, wenn ich es aus dem Ashram hinaustrage? Denn wahre Erleuchtung muss überall lebendig sein."

So entschloss er sich, eine Wanderung zu seiner Heimatstadt zu unternehmen. Als er dort ankam, begrüßten ihn Straßenlärm, Staub und Geschäftigkeit. Der Schüler spürte, wie sein inneres Gleichgewicht ins Wanken geriet. Er fürchtete um seine innere Mitte und das neu gewonnene Glück, doch er wanderte tapfer weiter, mitten in den Kern der Stadt hinein. Mit größter Mühe gelang es ihm, ruhig zu bleiben.

Dann erreichte ihn ein wohl vertrauter Anblick: Es war das Haus seiner Eltern. Der Schüler atmete dreimal tief durch, schloss für einen Moment die Augen und klopfte dann an der breiten Holztür.

„Ja", drang eine breit gepresste, raue Frauenstimme von innen durch die Tür. Im selben Moment öffnete sich die Tür und eine kleine, gedrungene Gestalt baute sich vor dem Schüler auf. Schwarze Haare hingen in Strähnen an einem müden Gesicht herab, Augenringe zierten blasse, fahle Haut. „Mutter", brachte der Schüler hervor.

„Sohn“, antwortete seine Mutter trocken. „Was willst du hier?“ „Ich … wollte dich besuchen. Ich wollte gerne – einfach sehen, wie die Dinge hier laufen.“

„Was meinst du, wie die Dinge hier laufen, Sohn? Du hast dich aus dem Staub gemacht und wir erledigen alle doppelte Arbeit.“

„Darf ich … darf ich hereinkommen?“, fragte der Schüler leise. Brummend trat die Frau ins Innere des Hauses und winkte ihren Sohn herein.

Es war dunkel im Haus. Der Schüler blickte sich in der wohlvertrauten Umgebung um und setzte sich auf den alten Holzstuhl am Ende eines langen Esstisches.

„Nun“, fragte seine Mutter gleichgültig, „hast du gefunden, was du gesucht hast?“

Die Miene des Schülers begann, sich aufzuhellen. „Aber ja, Mutter! Ich bin wirklich glücklich! Wenn du wüsstest, es ist so einfach! Man muss nur …“ „Ich weiß, was man muss, Sohn“, unterbrach ihn seine Mutter verächtlich. „Man muss seine Pflichten erledigen und sich darum kümmern, dass die Dinge weiter ihren Gang gehen. Wenn man das nicht tut, gerät man unter die Räder. Du hast dich feige aus dem Staub gemacht und möchtest mir nun erklären, wie man das Glück findet. Feige bist du!“ Sie starrte ihn mit wütend funkelnden Augen an.

Der Schüler spürte einen Kloß in seinem Hals. Was sollte er nun mit der Erleuchtung anfangen, die ihm geschenkt worden war? Die Mutter hatte recht – das hier war das normale Leben. Es war nicht schwer, im Ashram glücklich zu sein. Hier schien das Glück der Erleuchtung und inneren Freiheit keine Rolle zu spielen. Das Leben der Pflicht und Hast folgte anderen Regeln. Ihm schien, als trennten ihn Welten von seiner Mutter und er spürte, dass es ihn schmerzte.

Kurzerhand entschied er sich dazu, nicht weiter über das Glück zu sprechen – nun konnte er selbst nicht mehr verstehen, wie es zustande kommen konnte. Nachdem er sich einige Minuten später schweren Herzens von seiner Mutter verabschiedet hatte, die bis zum Schluss kühl und abweisend blieb, machte er sich zurück auf den Weg in seinen Ashram.

Am nächsten Tag suchte der Schüler seinen Meister auf. Er musste mit ihm sprechen und ihm seine Fragen offenlegen.

„Meister, ich war am gestrigen Tage in meiner Heimatstadt, denn ich wollte meine Familie besuchen und herausfinden, wie es ihnen geht. Auch habe ich mich gefragt, ob ich mein inneres Glück überall hintragen kann, doch es hat sich dort, in meiner alten Heimat, verflüchtigt. Ich bin niedergeschlagen zurückgekommen und frage mich nun, ob mein Glück wirklich echt war. Es konnte dort nichts ausrichten. Ich fühlte mich sofort wieder an die Dinge dieser Welt gebunden. Es ist wie ein Gesetz, das uns hier am Boden festhält. Meine Familie kann darüber nicht hinauswachsen und ich fürchte, ich könnte es ebenso wenig, hätte ich mich nicht aufgemacht und diesen Ort verlassen. Was bedeutet das Glück der Erleuchtung wirklich, wenn es nicht überall zu erreichen ist?“

Der Meister blieb einen Moment still. Dann blickte er dem Schüler tief in die Augen und sprach mit ruhiger Stimme:

„Lieber Schüler, du lernst gerade eine wichtige Lektion. Wer seinen Weg beschritten hat, ist noch nicht am Ziel angekommen. Das Glück oder die Erleuchtung sind keine fortwährenden Zustände. Wir meinen beständig, wenn wir erleuchtet sind, müssten wir uns auch immer so fühlen. Doch wer erleuchtet ist, ist noch immer Teil dieser Welt. Auch wahre Erleuchtung erlöst uns nicht davon, dass all das hier noch Teil von uns ist. Deine Herkunft ist nicht zu leugnen. Wenn du dich von ihr abwendest, erlaubst du diesem Teil deines Selbst nicht, im Bad der Erleuchtung eingetaucht zu sein. Verleugne nicht Anteile von dir selbst, um das Glücksgefühl aufrechtzuerhalten. Wahres Glück entsteht erst, wenn dein ganzes Sein in den Prozess der Transformation eingeladen ist."

„Aber", widersprach der Schüler, „meine Familie lehnt meinen Weg ab. Sie lehnen mich ab. Wie soll ich als Sohn der Menschen, die sich nicht um wahres Glück scheren, dorthin Erleuchtung bringen?"

„Erinnerst du dich an die Lektion deines Spiegelbildes?", fragte der Lehrer verschmitzt. „Du kannst Erleuchtung nicht auf andere übertragen. Aber du kannst sie leuchten lassen, in dir. Wenn du hier lernen konntest, deinen eigenen Weg zu gehen und deine Vorstellungen loszulassen, wirst du es auch an jedem anderen Ort können."

Stumm nickte der Schüler. Dann begab er sich in sein Zimmer, um seine Sachen zu packen. Er hatte sich entschieden: Er wollte zurück nach Hause gehen, um seinen Platz wieder einzunehmen und seiner Familie beiseitezustehen – ohne sich von den Umständen niederzwingen zu lassen. Seine innere Realität sollte über alles regieren, was um ihn herum lebendig war.

Kapitel 4

Die Künstlerin und das Glück

Zur selben Zeit war auch die Künstlerin auf dem Weg ihres Glückes – und so fühlte sie sich auch. In den vergangenen Wochen und Monaten hatte sie nichts weiter getan, als sich darauf vorzubereiten, endlich frei zu sein und tun und lassen zu können, was immer sie wollte. Sie hatte alles verkauft, was sie beschwerte, hatte ihr Zuhause aufgegeben und sich der Musik und dem Gesang gewidmet. Alte Freunde hatte sie verlassen und war erleichtert, weil sie sicher war, nun nicht mehr die belastenden Bande vergangener Konflikte auf sich zu spüren. Sie besaß nur noch, was sie am Leib trug, samt einer kleinen Reisetasche, in der sie Proviant und ein weiteres Kleid mit sich trug.

So war sie aufgebrochen, um ihrer Fasson des Glückes zu folgen – sie wollte ein Leben führen, nach dem sie einzig und allein ihrer inneren Stimme folgte, die ihr aufzeigte, was sie genießen konnte und was sie sich zum puren Vergnügen wünschte.

Der Tag nach der Begegnung auf dem Marktplatz versprach gutes Wetter. Die junge Künstlerin sprang aus ihrem einfachen Bett des kleinen Hotels, in dem sie die Nacht verbracht hatte, zog sich an und rauschte die

Holztreppe hinab, die nach draußen führte. Sie streckte sich unter warm-güldenen Sonnenstrahlen und begab sich an den Rand des Dorfes, wo sie einen ruhigen Platz inmitten einer von Blumen übersäten Wiese fand. Dort legte sie sich auf den Rücken und schauten den vorüberziehenden Wolken zu, die lustige Formen bildeten und immer wieder von zwitschernden Vögeln berührt zu werden schienen.

Die Künstlerin wippte mit den nackten Füßen und stimmte ein fröhliches Lied an. Nachdem sie genug davon hatte, zu liegen, stand sie auf, nahm ihre Tasche und ihre Geige huckepack und wanderte beschwingten Schrittes gen Horizont.

„Wie wunderbar es ist“, sang sie,

„zu tun, zu lassen, was ich will,

nie zu prüfen, nie zu sehen,

wie andere dazu stehen.“

Dann wurde sie still und sinnierte auf der Wanderung, die sie ans weit entfernte Meer bringen sollte, wie sie für ihr Leben das größtmögliche Glück herstellen könnte.

„Zuerst möchte ich gehen, wohin ich möchte, immer und für immer. Ich möchte alles liegen lassen, sobald es mich fortzieht.

Wenn ich damit glücklich bin, möchte ich jeden Menschen ansprechen, der mir gefällt, und Zeit mit ihm verbringen. Ich möchte mich verlieben, wann immer es mir passt, und möchte das Glück der Nähe genießen. Wenn ich dann weiterziehen möchte, tue ich dies, indem ich mich auf meine Freiheit besinne.

Wenn ich nun frei bin und zugleich mit Menschen zusammen sein kann, möchte ich den weltweit schönsten Ort finden, an dem es sich lohnt, zu bleiben. Ich denke an das türkisblaue Meer, mit Stränden so weit das Auge reicht, Kokosnüssen und Muscheln, strahlenden Inselbewohnern und Sommersonne, die nie endet.

Dort fühle ich mich frei, verbunden und angekommen. Sobald ich angekommen bin, mache ich mir bewusst, dass ich dort das schönste Leben führen kann, das ich mir nur vorstelle: Kein Tag muss sein, wie der andere, beständig geschieht etwas Neues und immer wieder arbeite ich an neuen, spannenden Projekten. Ja, ich kann haben, was immer ich möchte und alles zugleich: Freiheit, Zuhause, Liebe und Abwechslung. Ein schöneres Leben kann ich mir nicht vorstellen und glücklicher kann man nicht sein, da bin ich sicher."

Voller Vorfreude auf das zukünftige Lebensglück, das sie von nun an anstreben wollte, wanderte die junge Künstlerin bis weit in den Abend hinein. Sie fühlte sich voller Tatkraft und Lebenslust. Beschwingt stellte sie am Abend auf ihrem Lager unter Sternen fest, dass sie nicht an ihre Vergangenheit gedacht hat und alles Belastende der letzten Jahre vergessen zu haben schien. Dankbar atmete sie auf und schlief beseelt ein.

Am nächsten Morgen sah sie sich bei ihrem Lager um und entdeckte in der Nähe einen kleinen See, der verführerisch im morgendlichen Sonnenlicht glitzerte. Sie zog sich aus und stieg ins Wasser, um sich darin zu erfrischen. Als sie genug davon hatte, verließ sie das Wasser, ging zu ihrem Zelt hinüber, packte ihre Habseligkeiten zusammen und begab sich erneut auf ihren Wanderweg. Sie genoss das wunderschöne Wetter, die zwitschernden Vögel, die Weite und das Gefühl der Freiheit, das sich in ihr ausbreitete. „So habe ich es mir vorgestellt!", dachte sie voller Freude.

Am Nachmittag erreichte sie ein kleines Gasthaus, auf dessen Terrasse sich Wanderer und Reisende tummelten und fröhlich miteinander schwatzten. Als die Künstlerin sich dem Eingang näherte, folgten ihr viele Blicke. Sie wählte einen kleinen Tisch, an dem sie ein Mahl zu sich nehmen wollte. Als sie es sich dort bequem gemacht hatte, bemerkte sie, wie viele Menschen verstohlen zu ihr hinüberblickten und zu tuscheln begannen. Die Künstlerin war die Aufmerksamkeit gewohnt, die ihr nicht nur die schöne Geige, sondern auch ihre außergewöhnliche Schönheit schon viele Jahre einbrachte. Bevor sie sich auf Reisen begeben hatte, hatte der verhohlene Neid anderer sie immer öfter gestört und sie fühlte sich davon abgestoßen. Doch heute genoss sie die Blicke und fühlte sich wohl, denn sie fühlte ihr Lebensglück näherkommen.

Als sie gegessen hatte, nahm sie ihre Geige zur Hand und begann, leise eine Melodie darauf zu stimmen. Erst langsam und schüchtern, dann immer mutiger und beinahe fordernd drängten sich die Menschen um die Künstlerin herum, wollten ihr nahe sein und ihrer Musik lauschen. Sie klatschten begeistert und überschütteten sie mit Lob. „So etwas haben wir noch nie gehört", sagten sie und jeder wollte einzeln mit ihr sprechen, um sich vorzustellen.

Da bemerkte die Künstlerin einen jungen Mann, der ihr gefiel. Es erschien ihr vernünftig, ihn anzusprechen, da sie fühlte, dass sie darauf Lust hatte. Warum sollte sie nicht schon gleich damit beginnen, zu tun, was sie tun wollte, bereits bevor sie an ihrem Ziel angekommen war?

„Guten Tag, werter Herr“, sagte die Künstlerin und lächelte den muskulösen, schwarzhaarigen Mann an, der sie aus einiger Entfernung aus der Menge heraus beobachtet hatte. Er nickte und lächelte zurück. Einige Minuten später, als sie ihr Spiel beendet, die Geige eingepackt und sich die Menge zerstreut hatte, erhob er sich stolz und schritt zu ihrem Platz hinüber. „Darf ich mich setzen?“, fragte er offenherzig. „Ich bitte darum“, antwortete die Künstlerin mit seidiger Stimme.

Die beiden jungen Menschen verbrachten den ganzen Nachmittag miteinander und am Abend lud die Künstlerin ihn in ihr Zimmer ein, welches sie für die Nacht gemietet hatte.

Am nächsten Morgen erwachte sie früh mit den ersten Sonnenstrahlen. Der schöne Mann lag schlafend neben ihr im Bett. Die Nacht war angenehm gewesen, die Zeit mit ihm voller Freude und Genuss. Doch nun fühlte die Künstlerin, dass sie wieder allein sein wollte. Sie hatte ihrer Umgebung alles von sich geschenkt, was sie zugegeben hatte und hatte erhalten, was ihr zugeflogen war. Es war Zeit, weiterzuziehen.

Leise erhob sie sich, schrieb eine kleine Notiz und legte sie auf ihr Kissen. Dann nahm sie ihr Gepäck und schlich aus dem Zimmer.

Als sie erneut den Wanderweg betrat, atmete die Künstlerin auf. Es war schön gewesen, so viel Aufmerksamkeit zu erhalten – doch sie hatte nicht zu lange bleiben wollen. Es zog sie weiter.

So wanderte sie noch viele weitere Tage in Richtung des Meeres, nach dem sie sich sehnte. Sie blieb an jedem Ort, solange sie wollte, sprach, mit wem sie sprechen wollte, aß nur, was ihr schmeckte, lachte und vertrieb sich die Zeit mit wunderschönem Geigenspiel. Ihr Leben erschien ihr wie im Traum. Mit Blick auf ihr Ziel freute sich die Künstlerin umso mehr, ihre Reise angetreten zu haben.

Eines Tages war es so weit: Seeluft strich über ihre Wangen und zerzauste ihr Haar. Seevögel kreisten über ihrem Kopf. Sie lauschte dem Rauschen der Wellen. In einiger Entfernung entdeckte sie die glitzernde Wasseroberfläche unter stahlblauem Himmel. Sie war angekommen.

Die Künstlerin zog ihre Schuhe aus, wanderte am Strand entlang und traf bald auf viele Menschen, die dort wie sie ihre Zeit genossen. In einer kleinen Bucht ruhte sie sich aus, schlief ein wenig und erholte sich von der langen Reise. Dann aß sie etwas von ihrem Proviant und machte sich auf die Suche nach interessanten Menschen.

Gegen Abend entdeckte sie eine Gruppe junger Musiker, die an einem Lagerfeuer ein Konzert spielten. Sie klatschten, lachten und sangen laut. Die Männer sahen gut aus, braun gebrannt, mit lockigen Haaren und nackten Armen. Die Frauen trugen bunte Blumenketten oder Kränze auf dem aufwendig geflochtenen Haar, wunderschöne Kleider und sangen mit glockenklaren Stimmen. Die Stimmung war fröhlich und ausgelassen.

„Ich habe es geschafft!“, dachte die Künstlerin. „Endlich! Ich bin bei meinesgleichen!“

Sie ging auf die Gruppe zu, grüßte einige, die in ihrer Nähe standen und wurde herzlich empfangen. Bald darauf stand sie mitten in der Runde, packte ihre Geige aus und begleitete die Runde mit herrlichen Melodien, die der gemeinsamen Musik noch mehr Freude hinzufügte.

Alle sangen, lachten und tanzten bis tief in die Nacht und die Künstlerin fühlte sich wie im Rausch. „So muss es sein, wenn man endlich bei seinesgleichen und am besten Ort der Welt angekommen ist“, dachte sie immer wieder. Schnell freundete sie sich mit den jungen Frauen an und unterhielt sich angeregt mit einigen Männern. Als sich die Feier dem Ende zuneigte, luden die jungen Menschen sie ein, sie zu ihrem Lager zu begleiten, um dort zu übernachten.

Die Tage vergingen. Die junge Künstlerin hatte sich schnell eingelebt und Freunde gefunden. Sie spielten Musik, unterhielten sich, kochten gemeinsam und fuhren zu ihrer reinen Freude mit Booten hinaus auf die See, um sich treiben zu lassen. Sie schwammen, tanzten, gingen wandern und spazieren und arbeiteten gemeinsam an ihrem Lager, das sie täglich verschönern wollten.

In den ersten Tagen war die Künstlerin sicher: „Hier möchte ich bleiben. Ich fühle mich frei, wie noch nie zuvor. Niemand hält mich fest und niemand schickt mich fort. Ich kann tun und lassen, was mir beliebt und ich kann immer auf mein Herz hören. Dies ist das Paradies."

Doch je länger diese paradiesischen Tage andauerten, umso öfter merkte die Künstlerin, dass sich in ihrem Magen ein seltsames Gefühl ausbreitete. Zuerst schob sie es unwillig weg und versuchte, sich nicht damit zu beschäftigen. Doch es drängte sich unhöflich auf und wollte keine Ruhe geben. Wenn am Abend alle um sie herum schliefen, lag sie wach und blickte hinauf in den klaren Sternenhimmel.

„Ist das alles?", hörte sie eine leise Stimme in ihrem Inneren fragen. „Ist das alles? Alles ist perfekt, alles ist von Schönheit, Freude, Kunst und Kreativität durchdrungen, wir sind radikal frei und doch verbunden. Und doch … fühle ich, dass etwas fehlt. Alles ist so schön hier, es scheint keinen Kontrast zu geben. Einzig Tag und Nacht entgegnen einander etwas. Doch wenn ich in die Gesichter der Frauen blicke, die mich umgeben, sehe ich mich. Sie alle sind ebenso schön wie ich. Sie singen so schön wie ich. Die Männer spielen interessante Instrumente und wir alle lieben die Freiheit. Da ist nun so viel Schönheit beisammen, dass …, ja, dass …, dass ich mich beinahe nutzlos fühle. Es tut nichts zur Sache, ob ich hier bin. Früher, in der Welt, in der ich bisher gelebt habe, hat meine Anwesenheit einen Unterschied gemacht. Alle waren missmutig, schlechter Dinge und haben immer das Böse erwartet. Niemand hat gesungen, getanzt oder sich des Lebens gefreut. Ich fühlte mich andersartig und auch besonders. Doch nicht nur das – ich hatte das Gefühl, etwas verändern zu können.

Hier – hier verändere ich nichts. Ich bin nur unter meinesgleichen. Das Glück, das ich zu Beginn meiner Ankunft meinte, hier gefunden zu haben, verschwimmt in meinem Inneren zu einem klanglosen, musikvernebelten Brei, es verhallt in meinem Herzen wie etwas, das keinen Bestand hat. Wozu bin ich noch hier? Ich fühle mich nicht glücklich. Der Ort des Paradieses fühlt sich nicht nach Paradies an."

So schlief die Künstlerin immer öfter nachts unter Tränen ein. Sie schämte sich, dass sie nicht glücklich sein konnte, obwohl alles so schön war. Ob sie nur undankbar war? Nun hatte sie alles, was ihr Herz begehrte, und war noch immer unglücklich! Oder wieder … Das ersehnte Glück hatte nicht angehalten.

Später hielt die junge Frau es nicht mehr aus. Als sie eines Morgens erwachte, sich umblickte und dieselbe Schönheit und Perfektion um sich herum entdeckte, die sie auch in den letzten Tagen begleitet hatte, überkam sie ein tiefes Gefühl der Einsamkeit. „Ich kenne diese Menschen gar nicht. Wir haben über nichts gesprochen, als Glück, Genuss und Vergnügen. Ich weiß nichts von ihnen. Nicht von ihren Kämpfen und nicht von ihrem Leid. Nichts von dem, was ihnen schwerfällt. Woher sie kommen, wohin sie gehen und was sie wirklich wollen im Leben. Ich weiß nur, was sie gerne tun. Ich glaube, ich befinde mich auf einem Holzweg. Denn auch ich bin so geworden. Ich habe alles hinter mir gelassen, was mich schmerzt, um das Glück zu finden, nur, um zu erkennen, dass ich darin kein Glück, sondern nur Leere finden kann. Ich mag all das hohle Lachen und Singen nicht mehr hören. Es ödet mich an. Ich öde mich selbst an."

Sie erhob sich kurzerhand, packte schweigend ihre Habseligkeiten ein, warf einen letzten Blick auf das Meer und wandte sich dann tieftraurig und enttäuscht um, um den Rückweg ihrer Reise anzutreten.

Viele Stunden wanderte die Künstlerin schweigend. Ihr war nicht mehr nach Singen und Spielen zumute. Wo war nur das Glück der Hinreise geblieben? Sie hatte sich so auf ihr Ziel gefreut! Da war sie nun angekommen – und so schnell war das Glück verpufft. Ob es wohl gar nicht möglich war, glücklich zu bleiben? „Ist das etwa dein Geheimnis?", rief sie laut in den Wind hinein. „Dass es dich gar nicht gibt? Jagen wir dir nur hinterher, wollen dich erhaschen, doch sobald wir meinen, dich gefangen zu haben, entfliehst du uns erneut?"

Sie war am Boden zerstört. Am Abend schlug sie ihr Lager an einer geschützten Stelle am Rande des Wanderweges auf und legte sich in ihr Zelt, ohne etwas zu sich zu nehmen. Sie hoffte inständig, schnell schlafen zu können, um den Schmerz ihrer Seele für einige Stunden nicht spüren zu müssen.

Mitten in der Nacht schreckte sie plötzlich auf: Was war das? Ein Heulen durchbrach die nächtliche Stille. Stocksteif saß die Künstlerin kerzengerade auf ihrer Matte und lauschte in die Nacht hinein. Erneut erhob sich das

Heulen, es klang ängstlich und weinerlich. War es ein Mensch? Ein Tier? Was war da geschehen?

Die junge Frau erhob sich und schlich mit klopfendem Herzen in die Richtung, aus der das Geräusch ertönte. Immer näher kam sie ihm und entdeckte eine Gruppe stacheliger Büsche, die leise im Wind hin und her raschelten. Dort verborgen hinter Blättern und eingeklemmt zwischen Ästen, bewegte sich etwas – ein paar große Augen blickte sie Hilfe suchend an.

„Heee, wer bist du?“, flüsterte die Künstlerin. Angestrengt starrte sie in die Nacht hinein. Dann erkannte sie, dass es ein wilder Hund war, der sich in den Dornen der Äste verfangen hatte. Was sollte sie tun? Verwilderte Hunde konnten gefährlich sein. Was, wenn er sie verletzte, während sie sich bemühte, ihn zu retten? Kurz drehte sich die Frau um und wollte zu ihrem Lager zurückgehen, doch als das wimmernde Heulen erneut erklang, entschied sie sich, es zu versuchen. Sie brachte es nicht übers Herz, das Tier hier schändlich sterben zu lassen.

Sie bahnte sich vorsichtig einen Weg in das dornige Gebüsch und fluchte immer wieder leise vor sich hin, denn einige Dornen zerkratzten ihr Gesicht und ihre Arme. Bei dem Hund angekommen, der sie noch immer ängstlich beäugte, hielt sie inne, kniete sich nieder und streckte langsam ihre Hand nach dem Tier aus. Eine feuchte Nase berührte sanft ihren Zeigefinger und stupste sie vorsichtig an. Die Frau beugte die Zweige auseinander, trat sie am Boden fest und bemühte sich dann, das Tier vorsichtig hinter den Vorderpfoten zu fassen, um es herauszuziehen. Bereitwillig ließ der Hund es mit sich geschehen. Als sie ihn aus dem Gebüsch hinaus auf das trockene Gras gelegt hatte und der Mondschein sein Fell beleuchtete, konnte die Künstlerin erkennen, dass er drei verschiedene Fellfarben hatte. Weiße, schwarze und braune große Flecken zierten seinen ganzen Körper. Doch an einer Stelle schimmerte es feucht: Über dem linken Hinterbein klaffte eine Wunde, an der halb getrocknetes Blut klebte. Der kleine Hund beugte sich, um die Wunde zu erreichen und abzulecken und weinte dabei leise.

„Du bist ja ein armer kleiner Wicht“, sagte die Künstlerin leise. „Ich kann dich nicht allein zurücklassen. Komm mit mir.“

Sie ging vorsichtig vorneweg und der Hund folgte ihr auf dem Fuß zu ihrem Lager.

Dort angekommen, versorgte die Frau die Wunde mit den wenigen hilfreichen Utensilien, die sie mit sich führte. Dann streichelte sie dem Hund sanft über den Kopf, breitete ihren Schlafsack aus und bedeutete ihm mit einer Handbewegung, dass er sich neben sie legen durfte.

Sofort gehorchte der Hund, sichtlich dankbar und kuschelte seinen Kopf in ihre Armbeuge. Müde schliefen beide ein – und kurz hatte die junge Frau das Gefühl, es sei nie anders gewesen, als mit diesem Wesen zusammen zu sein.

Am nächsten Morgen weckten warme Sonnenstrahlen die beiden Gefährten auf. Das Zelt hatte die Frau in der Nacht nicht mehr betreten, um das Tier nicht unnötig in Unruhe zu versetzen.

Sie setzte sich auf und streckte ihre Arme aus. Dann warf sie einen Blick auf das am Boden zusammengekauerte Fellbündel, das friedlich schnarchte. Sie musste lächeln, doch zugleich nahm sie einen Kloß im Hals wahr. Wie sollte sie nun mit einem verletzten Tier zurückwandern? Wohin war überhaupt „zurück“? Sie hatte kein Zuhause, nichts, das sie ihm bieten konnte. War es nicht besser, den Hund zurückzulassen? Sie hatte alles für ihn getan, was in ihrer Macht stand.

Sie zuckte mit den Schultern und stand auf, um ihre Habseligkeiten zusammenzupacken. Dann öffnete sie einen Beutel mit Proviant, aus dem ein köstlicher, vielversprechender Geruch emporstieg.

Der Hund wachte sogleich auf, reckte den Kopf und schnupperte neugierig. Innerlich bewegt schob seine Retterin ihm einen großen Teil der Mahlzeit zu, die er sogleich hungrig und leidenschaftlich verschlang. Zum Dank hechelte er und seine Augen leuchteten. Die junge Frau kicherte und kraulte ihren neuen Begleiter hinter den Ohren.

Wenige Zeit später machte sie sich erneut auf den Weg. Ihr Plan war, den Hund im nächstgelegenen Dorf bei barmherzigen Menschen abzugeben und allein weiterzureisen. Sie wollte sich nicht mit zu viel Ballast beschweren und es erschien ihr als deutliche Zumutung auf ihrem Weg, auf dem sie nun nicht mehr nur ihr Gepäck mit sich trug, sondern auch die schwere Last einer Enttäuschung, von der sie noch nicht wusste, wie sie damit umgehen wollte.

Der Hund trottete gemächlich neben der Künstlerin her und schien sich sofort daran, gewöhnt zu haben, mit ihr unterwegs zu sein. Er wich nicht von ihrer Seite und leckte immer wieder an ihrem Bein.

Bald darauf waren sie an einer kleinen Siedlung angekommen. Die Frau zeigte auf ein Haus mit der Aufschrift „Brauhaus“ und teilte dem Hund mahnend mit: „Mein Freund, ich werde dich nun dort hinbringen und allein weiterziehen. Die Reise ist zu beschwerlich für dich – und damit auch für mich.“

Der Hund setzte sich auf sein Hinterteil, wedelte mit dem Schwanz und schaute seiner neuen Freundin geradewegs in die Augen. Diese bewegte sich auf das Brauhaus zu und bedeutete ihm, ihr zu folgen, doch der Hund blieb sitzen und rührte sich nicht vom Fleck. „Komm schon“, sagte die Frau ungeduldig, „komm, ich möchte weitergehen!“ Doch nichts tat sich. Da setzte sich die Frau neben den Hund, blickte ihn an und auf einmal war ihr, als würde er direkt zu ihrem Herzen sprechen. Sie nahm eine Botschaft wahr, die sie nicht mit ihren Ohren, doch mit ihrer Seele empfangen konnte. Sie lautete etwa so:

„Wie kommst du dazu, mich hier allein zu lassen? Ich wurde dir geschickt, damit wir zusammen sind. Du brauchst einen Gefährten, einen, mit dem du nicht nur die schönen Erfahrungen teilen kannst, sondern auch alles, was dir Schmerzen bereitet. Ja, du wirst gelegentlich meine Wunde versorgen müssen. Du wirst pausieren und durchatmen müssen und auch deine Schlafstätte mit mir teilen. Doch genau das ist es, was du benötigst."

Die Frau spürte, wie zwei dicke Tränen leise über ihre Wangen liefen. Sie legte den Arm um den Hals des Hundes und drückte ihren Kopf in sein dickes, struppiges Fell.

„Ich nehme dein Freundschaftsangebot an."

So wanderten die junge Künstlerin und der Streuner mehrere Tage lang durch Dörfer, Wildnis und vorbei an wunderschönen Seenlandschaften. Sie hatten kein Ziel, doch eigenartigerweise spürte die Frau, dass sie einer inneren Heimat näherzukommen schien, als es bei ihrer Hinreise der Fall gewesen war.

Sie spielte wieder Lieder auf ihrer Geige, sang laut dazu und der Hund sprang vor und hinter ihr her, zusehends gesundend und kräftiger.

Schnell hatte die Reisende sich an ihre neue Begleitung gewöhnt und konnte sich kaum mehr vorstellen, ohne ihn gewesen zu sein. Einmal wandte sie sich an ihn und sagte: „Du sollst Amigo heißen. Denn du bist mir wahrhaftig ein wahrer Freund." Amigo bellte bestätigend und sprang hechelnd am Bein seiner Freundin empor.

Einige Tage später kamen die beiden durch ein Dorf hindurch, dessen Straßen und Häuser alt und heruntergekommen aussahen. Kaum ein Mensch befand sich auf den schäbigen, schiefen Gassen und Abzweigungen, die die Häuserreihen voneinander trennten. Der Geruch von Natur, die sich ihren Raum zurücknimmt, wehte durch die Zwischenräume löchriger Hauswände und alte Fensterläden klapperten gegen abbröckelnden, trockenen Lehm.

Die junge Frau wunderte sich: „War dies ein verlassendes Dorf?" Schnell beschlich sie das Bedürfnis, weiterzuziehen. An einem solchen Ort wollte sie sich nicht aufhalten. Während sie sich beeilte, die staubigen Straßen zu überqueren, stieg eine alte Erinnerung vor ihrem inneren Auge herauf: Sie sah vor sich das Bild ihrer Großmutter, die alt und gebrechlich in ihrem Schaukelstuhl saß und auf den Tod wartete. Nichts mehr schien sie am Leben zu halten und die Wanderin spürte erneut das bedrückende Gefühl von damals, das sie erfüllte, wenn sie als kleines Mädchen neben dem Schaukelstuhl stand und der Alten ins Gesicht schaute: Da war nur Bereuen, Gram und Trauer. All das hatte sie so stark wahrgenommen, dass es ihr zu viel geworden war und sie ihren Eltern schließlich eröffnete, dass sie wünschte, die Großmutter nie mehr wiederzusehen. Dies war einer jener Momente gewesen, in denen sie sich geschworen hatte, ein Leben zu führen, das sie nicht bereuen wollte. Die Großmutter hatte nichts für sich selbst getan und der Pflicht zuliebe gelebt. In solch tiefem Gram wollte die junge Künstlerin nicht enden.

Schnell schüttelte sie die Erinnerung ab und machte sich aus dem stillen Dörfchen davon. Doch als sie gerade in die nächste Weggabelung einbiegen wollte, entdeckte sie ganz am Rande ein kleines, eingezäuntes Gartenstück, in dem sich eine alte, weißhaarige Frau geschäftig um die Pflanzen kümmerte. Als sie die Wanderin entdeckte, erhob sie sich umständlich, winkte ihr zu und rief: „Junge

Frau, was schaffen Sie hier? Hier kommt kaum jemand vorbei! Kommen Sie, ruhen Sie sich aus, ich habe viel Wasser und ein saftiges Stück Kuchen für Sie. Kommen Sie nur!"

Zögernd bewegte sich die Frau mit ihrem Hund auf das Gartentor zu und schob es zur Seite. Die alte Frau trug ein grünes, geblümtes Kleid und eine dunkelblaue Schürze, ihre Haare waren zu einem Knoten im Nacken zusammengebunden, doch einige Strähnen hingen ihr lustig ins Gesicht. Sie trug Handschuhe, die sie nun beiseitelegte, und sie wischte ihre Finger an der Schürze ab. Dann wackelte sie auf ihre Besucherin zu und schüttelte ihr freundlich die Hand: „Herzlich willkommen! Setzen Sie sich!", beteuerte sie und zeigte auf zwei abgenutzte Gartenstühle, die vor einer baufälligen kleinen Holzhütte standen. Auf einem kleinen, runden Tisch stellte sie ein großes Glas Wasser und einen Kuchen bereit, der in großzügige Stücke eingeteilt war.

Die junge Frau wusste kaum, wie ihr geschah. Sie wollte weitergehen, singen, wandern und sich dem Meer nähern! Ihr war nicht danach zumute, sich mit einer alten Frau über deren Gartenarbeit zu unterhalten. Und dennoch zog etwas an der Ausstrahlung dieser Dame sie wie magisch an, sodass sie sich nicht wehrte und ergeben Platz nahm. Der Hund neben ihr hechelte und die alte Frau schob ihm einen Napf mit Wasser zu.

„Nun, erholen Sie sich einmal ein wenig, junge Frau", sagte die Dame. „Sehen Sie, was ich heute hier mache? Meine Aufgabe ist es, die Stecklinge zu setzen, es ist die richtige Zeit, das richtige Wetter und die Erde ist wunderbar locker, weich und voller Nährstoffe. Ich habe noch viel Arbeit vor mir. Doch wenn ich damit fertig bin, kommt eine andere Zeit: Dann werde ich mich ausruhen. Für alles im Leben gibt es eine Zeit. Was ist die Ihre?"

Etwas verwirrt schaute ihre Besucherin sie an und antwortete: „Meine Zeit? Ich ..., nun, ich befinde mich auf einer Reise. Ich ..., ich wollte ans Meer reisen. Dort wollte ich den schönsten Ort finden, der mir zusagt und dann fröhlich dort leben. Ich habe ihn auch gefunden und alles ist geschehen, wie ich es mir vorgestellt hatte. Doch es hat mir nicht das Erhoffte gebracht. Jetzt weiß ich nicht mehr, was meine Zeit ist."

„So?", antwortete die alte Frau neugierig. „Und was wollten Sie genießen? Was suchten Sie an einem Paradies am Meer?"

„Ich ..." Auf einmal hatte die junge Wanderin das Gefühl, alles, was sie von nun an hätte sagen können, würde sich lächerlich anhören. Sie betrachtete die sorgfältig angelegten Beete, die die alte Frau in mühevoller Arbeit angelegt hatte, um dort ihre Stecklinge einzusetzen. Sie schaute sich nach den Häuserreihen um, die etwas weiter entfernt das Dorf bildeten, zu dem auch dieser Garten gehörte. Die Frau schien hier zu wohnen und sich nichts daraus zu machen, wie es um das Dorf bestellt war. Die Zeit des Pflanzens war gekommen – und sie tat, was angebracht war. Sollte sie, die Künstlerin, nun antworten: „Ich wollte einfach tun und lassen, was ich will?" Also schwieg sie.

„Ich sehe, dass Sie etwas belastet", sagte die Frau freundlich. „Möchten Sie mir davon erzählen?"

„Ach …, ich musste an meine Großmutter denken“, sagte die Künstlerin. „Sie starb alt und griesgrämig und hat ihre Arbeit nie genossen. Sie tat alles um der lieben Pflicht willen. Ich wollte niemals so werden. Ich habe mich darum auf den Weg begeben, den schönsten Ort zu finden, an dem ich tun und lassen kann, wonach mir ist und mein Leben voll und ganz zu genießen. Wenn ich einmal alt bin und sterbe, möchte ich auf ein Leben zurückschauen, das ich nicht bereue. Doch gerade weiß ich nicht, ob das überhaupt möglich ist.“

Die alte Frau nickte eifrig und bestätigte: „Ich verstehe, junge Frau! Auch mir geht es so! Sie müssen wissen, dieses Dorf ist beinahe verlassen. Zwei Hand voll alte Menschen leben hier noch, die ihren Geburtsort nicht verlassen wollen. Alle anderen sind in die Stadt gezogen. Niemand kümmert sich um all das hier. Doch als ich vor zwei Jahren hier herkam, wusste ich: Ich möchte bleiben und dafür sorgen, dass dieser Ort zu neuem Leben erwacht. Es ist wunderbar hier – man kann es nur noch nicht sehen. Doch mein inneres Auge erkennt es sehr wohl. Darum habe ich im letzten Jahr mit diesem Garten begonnen. Für alles gibt es eine Zeit. Und wenn ich hierbleiben will, brauche ich leckere und gesunde Nahrung. Ich weiß, wie das Leben hier in einigen Jahren sein kann. Ich werde es nicht bereuen.“

Der Gast der alten Dame schwieg und blickte nachdenklich drein. Dann sagte die Künstlerin: „Aber ich verstehe es nicht recht. Alles hier ist kahl und öde. Sie selbst – mit Verlaub – ich meine, Sie wissen nicht, wie viele Jahre auf Gottes Erde Ihnen noch bleiben! Warum möchten Sie sich mit diesem Dorf herumschlagen? Es bestehen bereits wunderschöne Orte auf dieser Welt, die nicht so viel Liebe und Aufmerksamkeit brauchen! In den kommenden Jahren warten viele Entbehrungen auf Sie. Warum tun Sie das?"

„Das ist leicht!", antwortete die alte Frau sofort. „Es brennt in mir. Wenn ich an einem Ort bin, an dem bereits alles schön ist – was sollte ich dort? Ich bin hier, um der Welt etwas zu geben, um einen Ort schöner zu machen. Ich möchte ihn gesünder hinterlassen, als ich ihn vorgefunden habe. Ich weiß, dass ich nicht die Einzige bleiben werde, sondern andere mit meiner Leidenschaft anstecke. Dieses Dorf wird von neuem erblühen und dazu lohnt sich jede Mühe. Ich brenne für diesen Ort – und für keinen anderen."

„Doch worin liegt der Unterschied zwischen Ihnen und meiner Großmutter, die auch ihr Leben lang nur geschuftet hat? Warum brennen Sie – und meine Großmutter wurde von Tag zu Tag verbitterter?"

Die alte Frau lächelte, legte ihre Hand auf die der Künstlerin und tätschelte sie liebevoll. „Es ist die Liebe, junge Frau. Wenn wir schuften, um der Pflicht willen, werden wir zornig und kalt. Doch wenn die Liebe uns treibt, geben wir unser Bestes für das, was uns wichtig ist. Die kommenden Jahre und die Mühe, die auf mich wartet, sind kein Opfer für mich. Ich möchte nirgendwo anders sein. Ich habe diese Aufgabe freiwillig gewählt. Ich bin hier, weil ich liebe."

Die junge Frau warf einen Blick auf ihren tierischen Begleiter, der zufrieden unter dem Tisch im Schatten lag und schlief.

„Vielleicht", sagte sie versonnen, „kann ich bereits ein wenig begreifen, was das bedeuten könnte."

Dann sagte sie: „Doch um ehrlich zu sein – es ist nicht leicht für mich, dies überein damit zu bringen, dass ich mir wünsche, frei zu sein. Ich möchte doch schöne Dinge tun, Dinge, die mich erfüllen, die auch Spaß machen."

„Hat es Ihnen Spaß gemacht, Ihren Begleiter zu pflegen?", antwortete die alte Frau und deutete auf die Wunde am Hinterbein des Hundes, die sorgsam verbunden war.

„Spaß?", fragte die junge Frau lachend. „Nun, um ehrlich zu sein, war es mir vollkommen egal, ob das Spaß macht! Ich wollte es einfach tun. Ich wollte, dass es Amigo gut geht und er heilt. Ich brauchte keinen Spaß. Ich habe nicht einmal daran gedacht. Ich wollte nur für ihn da sein."

„Wie hat sich das angefühlt?", hakte die alte Dame nach, die nun aufstand und ihre Schürze richtete. „Es ..., es war erfüllend", lächelte die Künstlerin. „Heute spüre ich eine tiefe Freude, wenn ich Amigo anschaue."

„Dann wissen Sie mehr über das Geheimnis des Dienens, als Sie meinen. Es gibt ein besonderes Vergnügen, welches viel tiefer greift, als die Freiheit, immer zu tun und zu lassen, wozu man gerade Lust hat. Und Sie sind auf dem besten Wege, dieses Vergnügen kennenzulernen. Sie können sehr dankbar sein, dass Amigo bei Ihnen ist."

Auch die junge Künstlerin erhob sich und dankte für die Gastfreundschaft. „Ich bin auch dankbar, Ihnen begegnet zu sein. Sie sind ein Licht in diesem Ort."

So zog die Künstlerin mit ihrem Amigo weiter. Und tief in ihrem Inneren spürte sie, dass ihre Suche nach Glück in dem alten Dorf eine neue Spur gefunden hatte, der sie lieber folgen wollte, als ihrer Sehnsucht, die sie ans Meer getrieben hatte.

Kapitel 5

Der Erbe und das Glück

Auch der junge, angehende Erbe lebte seinem Glück entgegen – davon war er fest überzeugt.

Nachdem er in Gedanken an die schöne, junge, freie Künstlerin versonnen nach Hause geritten war und sein Pferd dem Stallburschen übergeben hatte, schritt er schnurstracks in sein prunkvolles Schlafgemach, öffnete die Fenster und ließ sich überschwänglich mitsamt seinen Stiefeln auf sein Bett fallen. Er verschränkte die Arme hinter dem Kopf und begann ein Selbstgespräch:

„Bald ist der Alte endlich fort!“, sagte er. „Dann beginnt die größte Sause meines Lebens. Die Künstlerin wird mir nicht widerstehen können und ihren lächerlichen Traum vom Meer schnell vergessen, wenn sie all das zu Gesicht bekommt, was sie hier umgeben wird, sobald sie meine Frau geworden ist. Sie wird mich mit Handkuss nehmen! Wie froh bin ich, wenn mir das Leben dieses alten Monarchen keinen Strich mehr durch die Rechnung macht. Umso besser, dass ich der alleinige Erbe bin. Dann gehört mir nicht nur dieses herrschaftliche Gemach, sondern der ganze Trakt, das Gebäude, ja, die Ländereien und alles, was sich im weiten Umkreis darum herum befindet. Jeder wird meinen Namen kennen. Jeder wird zu mir aufschauen und alle werden neidisch sein. Ich habe immer und zu jeder Zeit zu allem Zugang, was ich will.“

Zufrieden seufzte der Erbe und schloss die Augen.

Da hämmerte es an die Tür. „Herr, Herr, öffnen Sie! Sie müssen kommen, Ihr Vater liegt im Sterben!“ Sofort schoss der junge Mann nach oben und stand stramm. Er rückte seine Garderobe zurecht, räusperte sich und antwortete: „Oh, ich komme sofort!“

Schnurstracks ging er auf die Tür zu, öffnete sie und lief schnellen Schrittes den Gang entlang, der zum Krankengemach des Vaters führte. Er klopfte, schob die Flügel auseinander und trat ein. Im Halbdunkeln konnte er die schwer atmende Silhouette seines Vaters ausmachen, die sich von der weißen Bettwäsche abhob.

Er bewegte sich auf das Bett zu und nahm neben seinem Vater Platz. Dieser bemerkte ihn und suchte mit seiner Hand nach der des Sohnes.

„Mein Sohn“, flüsterte er mit brüchiger Stimme. „Ja, ja, ich bin da“, antwortete der Erbe. In ihm tobten Aufregung und Anspannung. Er konnte jedoch keine Gefühlsregung seines Herzens ausmachen.

„Mein Sohn, es ist so weit. Ich muss gehen“, flüsterte der Vater und schloss für einen Moment die Augen. Als er sie wieder öffnete, schienen sie klar und durchdringend zu sein. Er drückte die Hand seines Sohnes, blickte ihm geradewegs in die Augen und flüsterte klar hörbar: „Ich hatte niemals etwas Wertvolleres als dich.“ Dann schloss er die Augen und sein Atem versiegte.

Der Sohn saß wie versteinert an seinem Platz. Er hielt die Hand des Vaters, dessen Blick nun verklärt war. Es schien eine halbe Ewigkeit vergangen zu sein, ehe er sich erhob, die Augen seines Vaters sanft schloss und dessen Hände überkreuzte. Er fühlte sich wie im Rausch. Das letzte Wort seines Vaters war spurlos an ihm vorübergegangen.

Mit einem letzten Blick auf den leblosen Körper drehte er sich um und verließ geraden Schrittes den Raum.

Drei Tage waren vergangen. Der Erbe hatte tunlichst vermieden, sich mit dem Tod seines Vaters zu beschäftigen. Sofort war er zur Tagesordnung übergegangen und hatte sich den Geschäften gewidmet, die notwendig zu erledigen waren, um ihm als rechtmäßigen Erben den Besitz des Vaters zuzuschreiben. Den Dienern befahl er, die Festlichkeiten vorzubereiten, bei denen er seinen Einstand mit dem Volk feiern wollte. Er durchwühlte die persönlichen Gegenstände des Vaters und nahm sich, was ihm gefiel. Dann wanderte er durch das herrschaftliche Anwesen und ließ alle Gemälde entfernen, die den Vater als machtvollen Herrscher zeigten. An ihre Stelle hängte er seine eigenen Porträts auf und ließ alles umgestalten, wie es ihm gefiel.

Als er alle Angelegenheiten hinter sich gebracht hatte, stieg er am Abend auf das Dach des herrschaftlichen Gebäudes, blickte sich dort nach allen Seiten über den Horizont hinaus um und sagte zu sich selbst: „All das gehört nun mir. Mir allein. Mir allein!“ Und er erhob seine Arme, als wolle er alles in einer Umarmung vereinen, was er bis zum Horizont hin sehen konnte. Doch im selben Moment stieg ein eigenartiges Gefühl in ihm auf. Er spürte, wie sich sein Magen zusammenkrampfte und sich ein dicker Kloß in seinem Hals bildete. Ein Gedanke schoss durch seinen Kopf: „Ich habe alles erreicht, was ich immer wollte – doch ich bin vollkommen alleine hier und niemand sieht, wie ich hier auf dem Dach meines eigenen Anwesens stehe und meine Großartigkeit und mein Glück feiern kann. Warum zur Hölle bin ich nicht glücklich – liegt es schlicht daran, dass ich meinen Reichtum mit niemandem feiern kann?"

Beinahe beleidigt wie ein kleiner Junge zog er seine Arme zurück und setzte sich auf den Boden des Flachdaches. Er dachte nach, wie es möglich zu machen sei, das Glück zu fühlen, welches das Leben ihm beschert hatte. Plötzlich fiel ihm die Einladung ein, die er an die fremden Menschen ausgesprochen hatte, denen er auf dem Markt begegnet war. Das Bild der jungen, schönen Künstlerin, die herrliche Lieder auf ihrer Geige spielte, stieg vor seinem inneren Auge auf. Er stellte sich vor, wie er die Pferdedecke in Empfang nahm, die die fleißige Magd ihm zu Ehren in mühseliger Handarbeit fertiggestellt hatte. Und er reckte stolz seinen Kopf nach oben, als er siegessicher flüsterte: „Und dir, lieber Schüler, mit Verlaub, beweise ich, dass mein Reichtum so viel mehr ist als deine unsichtbare Erleuchtung, die man nicht anfassen kann."

Er erhob sich und stiefelte hinunter, um seinen vertrautesten Diener zu finden. „Du", sagte er zu ihm, „sende Diener hinaus in die ganze Umgebung und suche nach der fleißigen Magd, dem Schüler im Ashram und der jungen Künstlerin, die sich auf dem Weg zum Meer befindet. Ich möchte, dass sie früher kommen, als wir verabredet haben. Ich bin glücklich genug und das möchte ich ihnen zeigen. Ich habe alles erreicht, was ich mir gewünscht habe. Sag ihnen das – und teile ihnen mit, dass ich sie erwarte.“

So zogen noch am selben Abend zehn Diener des jungen Erben aus, um dessen Gäste ausfindig zu machen und zu seinem Anwesen zu bringen.

Kapitel 6
Das Wiedersehen

Die fleißige Magd befand sich in der Küche und unterhielt sich beim Vorbereiten des Mittagsmahles mit ihrer Herrin. Als der Diener des jungen Erben an die Tür klopfte und ihr die Nachricht von der Einladung überbrachte, klopfte ihr das Herz bis zum Hals. „Richtet eurem Herrn aus, dass ich ... ich komme“, stotterte sie und beeilte sich geschwind, ihre Habseligkeiten und das Geschenk für den jungen Erben einzupacken, in dessen Herstellung sie so viel Mühe und Fleiß investiert hatte.

Der Schüler befand sich bei der Gartenarbeit hinter dem Hause seiner Eltern, als ihn die Nachricht von der Einladung erreichte. „Selbstverständlich“, antwortete er dem Diener freundlich, „ich mache mich auf den Weg.“ Als er sich aufmachte, fragte er sich, wie er den Menschen, mit denen er nun über das Glück reden sollte, erklären könnte, dass er Erleuchtung gefunden hatte, als er verstand, dass er keinen Schimmer davon besaß, was wahre Erleuchtung sei.

Die junge Künstlerin hatte ihre Wanderung unterbrochen, als sie festgestellt hatte, dass Amigo Erholung brauchte. Sie hatte sich unweit des Dorfes, in dem sie der alten Frau begegnet war, in der Nähe eines kleinen Sees niedergelassen, ihr Zelt aufgebaut und sich Zeit genommen, mit Amigo zusammen zu sein und Musik zu spielen. Als der Diener sie endlich gefunden hatte und ihr die Nachricht des jungen Erben überbrachte, zögerte sie für einen Moment. Sie dachte an die Wellen, die sanft ans Ufer plätscherten. Rot-gelbe Sonnenuntergänge und weiße Sandstrände. Sie wollte doch ihr Ziel erreichen! Konnte sie bereits berichten, glücklich zu sein? Doch dann erblickte sie Amigo, schaute den Diener an und bestätigte: „Ich komme. Ich kann das Meer auch später wieder besuchen."

Zwei Tage darauf erreichten die vier Neuankömmlinge den Landsitz des reichen Erben, der sie überschwänglich begrüßte. „Meine Freunde!", rief er aus und umarmte einen jeden innig; die junge Künstlerin etwas fester, was ihm einen eifersüchtigen Blick der fleißigen Magd einbrachte, der ihm nicht entging. „Nun seid ihr endlich da. Ich kann kaum erwarten, euch an meinem Glück teilhaben zu lassen, indem ich euch alles zeige, was mich hier umgibt – und inzwischen endlich mir gehört. Kommt, kommt, ich führe euch in den Gästetrakt."

Nachdem die fleißige Magd, der Schüler und die Künstlerin sich von ihrer Reise erholt hatten und zu Kräften gekommen waren, lud der reiche Erbe sie am Abend in einen riesigen Speisesaal ein, um gemeinsam mit ihm zu speisen.

Die Tafel war gedeckt mit Unmengen von Köstlichkeiten und Leckerbissen, die keiner von ihnen im Alltag zu sich nehmen würde. Saftiges Fleisch, blank geputztes Obst, riesige Kuchen und beeindruckende Gemüsekreationen wurden hereingebracht, man schenkte den Gästen Wein ein und ein kleines Orchester spielte in einer

Ecke des riesigen Raumes fröhliche Musik. Die fleißige Magd hatte derweil einzig und alleine Augen für den jungen Erben. Sie spürte, wie in ihrem Magen Schmetterlinge wild hin und her flogen und dachte immerzu daran, wann wohl der richtige Zeitpunkt gekommen war, ihrem Verehrtesten das Geschenk zu überreichen.

Der Schüler betrachtete die Speisen und Getränke auf der langen Tafel, beobachtete das Gebaren des Erben und schüttelte heimlich den Kopf über so viel Hochmut. Die junge Künstlerin beachtete den Erben kaum, was ihn zu heimlichem Ärger reizte, den er durch überschwängliche Reden zu verstecken suchte.

So saßen die Glückssuchenden, die alle unterschiedliche Erfahrungen gemacht hatten, beisammen und bemühten sich, miteinander zurechtzukommen – hatte doch jeder von ihnen seine persönliche Reise hinter sich, war beschäftigt mit seinem eigenen Herzensthema, das an vielen Stellen doch eher einem Kampf gegen das Herz glich anstatt einem, das das Herz erreichen konnte.

Der junge Erbe brannte darauf, seinen Gästen nun endlich seinen Reichtum in vollem Glanze vorführen zu können und ersann daher eine Möglichkeit, sich dafür Raum zu schaffen. Darum erhob er alsbald nach dem reichhaltigen Mahl seine Stimme und verkündete:

„Verehrte Gäste, ich bin höchst erfreut und dankbar darüber, dass ihr früher als geplant eiligst gekommen seid, um mit mir mein neues Glück zu feiern. Doch auch eure Geschichten wollen erzählt werden, denn wir möchten gemeinsam herausfinden, wer von uns den wahren Weg des Glückes gefunden hat. Darum schlage ich vor, dass wir uns gegenseitig nacheinander Zeit geben, um unsere Geschichte des Glückes zu erzählen und alsdann den Zuhörern beizubringen, wie auch wir anderen dieses Glück für unser Leben übernehmen und leben können. Ihr erinnert euch sicher daran, dass wir einander versprochen hatten, unsere Erfahrungen nicht für uns zu behalten und so herauszufinden, wer von uns wahrhaftig glücklich geworden ist.

So möchte ich mich als Gastgeber gern als Letzten in die Reihe stellen und euch den Vortritt geben, um uns euer Glück nahezubringen." „Denn das Beste kommt zum Schluss", dachte er im Stillen für sich. „Seid ihr damit einverstanden?"

Die fleißige Magd, deren Überzeugung es gewesen war, glücklich zu werden, wenn sie alles perfekt und von all dem sehr viel täte, um andere Menschen zufriedenzustellen und sich damit unabkömmlich zu machen, hob ihre Hand und sagte: „Aber ja, verehrter Herr! Ich bin bereit und möchte sogleich beginnen."

Alle anderen nickten zustimmend. Der junge Erbe verdrehte heimlich die Augen, doch er bemühte sich, sich nichts anmerken zu lassen.

Mit einem Seitenblick auf die Künstlerin begann die fleißige Magd, zu berichten, was ihr widerfahren war:

„Ich war fest davon überzeugt, euch lehren zu wollen, dass wir alle unendlich fleißig zu sein und unsere Aufgaben zu erledigen haben, um Teil dieser Welt sein zu dürfen. Ich mühte mich Tag und Nacht, um den Menschen, für die ich arbeite, jeden Wunsch von den Augen abzulesen. Alles tat ich doppelt so gut wie es notwendig gewesen wäre – denn ich war davon überzeugt, dass ich glücklich sein werde, sobald die Menschen meinen Wert erkennen und mich dafür bewundern und lieben, was ich tue.“ Als sie das sagte, wurden ihre Wangen rot, denn sie war sich bewusst, dass der Erbe, um dessen Gunst sie noch immer kämpfte, vielleicht merken würde, was in ihr vorging.

„Eines Tages begab ich mich auf eine Wanderung, um Kräuter als Zutat für ein schmackhaftes Mahl zu sammeln“, beeilte sie sich darum, weiterzusprechen. „Da stürzte ich und verletzte mich an meinem Fuß, so, dass ich nicht nach Hause kommen konnte. Ein Wanderer fand mich, brachte mich zu sich nach Hause und pflegte mich gesund. Er hat nichts von mir verlangt und mir sogar geboten, keinen Finger zu rühren. Er kochte für mich, lachte mit mir, erzählte mir Geschichten und verband meinen Fuß. Er tat alles für mich, was in seiner Macht stand, ohne auch nur ein Dankeschön zu erwarten. Als es mir besser ging, brachte er mich nach Hause und ich durfte erfahren, dass meine Mitmenschen sich Sorgen um mich gemacht und mich vermisst hatten. Der alte Wanderer hat mich darauf aufmerksam gemacht, dass ich mich zeitlebens bemühen muss, damit andere mich lieben, wenn ich nur aufgrund dessen, was ich tue, Liebe erwarte.“

„Ich glaube“, schloss sie nach einer kleinen Pause, „dass ich den Weg des Glückes darin beschritten habe, dass ich nicht immer etwas tun muss, um geliebt zu werden. Ich werde glücklich, weil ich es einfach wert bin.“

Die Zuhörer nickten anerkennend. „Aha", machte der Erbe und bemühte sich, seine Langeweile zu verbergen, „und wie möchtest du uns das nun beibringen?"

„Nun", antwortete die Magd leicht gereizt, „ich schätze, wir tun, was du so schön zusammengefasst hast: Wir werden uns nun Zeit nehmen, uns geliebt zu fühlen, ohne dafür etwas tun zu müssen. So werden wir erforschen, was geschieht und wie sich das Glück anfühlt."

Die Künstlerin, die mit angezogenen Beinen auf ihrem Platz saß, Amigo unter sich, sagte fröhlich: „Das ist doch ein Leichtes! Ich kann das gut! Lasst uns beginnen!"

Die fleißige Magd jedoch fühlte sich dadurch gekränkt und giftete zurück: „Soso, ist das nicht meine Aufgabe? Möchtest etwa du uns nun zeigen, wie das Glück funktioniert? Nur, weil du bereits begriffen und scheinbar alles hast, was es dafür braucht" – und damit zeigte sie einmal von oben nach unten über den attraktiven Körper und das hübsche Gesicht der Künstlerin, „solltest du den Mund nicht allzu voll nehmen. Es ist nicht so leicht, wie es aussieht."

„Oh", antwortete die Künstlerin gelassen, „ich wusste nicht, dass es dich so bewegt. Entschuldige."

Der Schüler hatte bislang geschwiegen und erklärte sich lediglich mit einem kurzen Wort einverstanden.

Am nächsten Tag begannen die vier Glücksjäger nun sofort damit, sich geliebt fühlen zu wollen. Ein jeder saß strahlend am Frühstückstisch, um zu zeigen, wie tief er in sich ruhte und sich wohl in seiner Haut fühlte. So vergingen die Stunden, während sie miteinander darüber sprachen, wie es sich anfühlte, sich geliebt zu fühlen. Am Nachmittag zerstreuten sich die vier Glückssuchenden in ihrem Tun: Die Künstlerin beschäftigte sich damit, Lieder zu singen. Der junge Erbe verbrachte seine Zeit damit, sein Geld zu zählen. Der Schüler spazierte durch die weitläufigen Gärten und bewunderte die Natur – und die fleißige Magd lief vom einen zum anderen und berichtete, wie viel besser es ihr ging.

Doch je weiter der Tag voranschritt, desto mehr beschlich die Magd ein leises Gefühl der Unsicherheit. Das Glück schien nicht so lebendig zu sein, wie es in den vergangenen Wochen der Fall gewesen war. Was stimmte nicht?

Als die Sonne bereits tief am Horizont stand, erhob die Magd die Stimme und stellte fest:

„Ich bin mir nicht sicher, ob das, was wir hier tun, sich wirklich gut anfühlt. Ich meine, auf meiner eigenen Reise habe ich eine andere Erfahrung gemacht. Ich fühlte mich geliebt, weil der Wanderer mir zeigte, wie es sich anfühlt. Weil meine Herren sich von Herzen freuten, mich wiederzusehen und ich fortan mehr eine Freundin für sie wurde. Wir sprachen mehr miteinander und verbrachten gemeinsam unsere Zeit. Heute fühlt sich das Glück, geliebt zu sein, mehr wie eine Attrappe an."

„Das kann ich nur bestätigen", hob der Schüler an. „Wenn ich alleine in meinem Ashram war, fühlte ich mich wirklich gut und war gerne alleine. Doch heute und in Gesellschaft mit euch fühle ich mich mehr alleine, als wenn ich alleine in meinem Zimmer sitze."

„Ja!“, rief auch die Künstlerin. „Ich stelle mir gerade die Frage, ob es wirklich so einfach ist, sich geliebt zu fühlen, ohne dafür etwas leisten zu müssen, wenn jeder im Raum nur auf sich selbst schaut. Es scheint uns zu trennen.“

Der Erbe, der gerade mit einem kleinen Säckchen voller Münzen aus seinem Gemach spaziert kam, schaute nur von einem zum anderen und stellte trocken fest: „Ihr seht nicht aus, als würde der Weg der Magd Frucht bringen.“

„Nun“, blaffte die Künstlerin unfreundlicher zurück, als sie beabsichtigt hatte, „du siehst nicht aus, als hättest du dich mit diesem Thema überhaupt auseinandergesetzt.“

Schweigend und betroffen saßen sie einige Minuten lang beieinander und wussten nicht, wie sie weiter vorzugehen hatten. Schließlich sagte der Schüler in die Stille hinein: „Lasst uns die anderen Wege des Glückes erforschen. Vielleicht löst sich unser Dilemma schließlich auf. Ich möchte gerne weitermachen.“

Alle nickten bestätigend und so berichtete der Schüler von seinen Erlebnissen im Ashram:

„Mein Traum war es mein Leben lang, Erleuchtung zu erlangen. Ich ging damals in den Ashram, weil mich nichts in dieser Welt erfüllte – und ich hoffte, in einem erleuchteten Leben Frieden und Glück zu finden. Mein Lehrer ist ein wirklich weiser, kluger und erleuchteter Meister, also beschloss ich, ihm zu dienen und demütig die niedrigsten Aufgaben zu erlernen, um mir die Erleuchtung zu verdienen. Es funktionierte nicht und ich wurde missmutig und bitter. Ich ärgerte mich über meinen Meister, der Tag und Nacht nichts anderes tat, als erleuchtet im Garten umherzuwandern, lecker zu essen und zu meditieren, während wir Schüler alle notwendigen Aufgaben erledigen mussten. Also entschloss ich mich dazu, der dienenden Demut abzuschwören und von nun an nur noch das zu tun, was mein Meister tat, in allem. Ich wollte sein, wie er, um zu erleben, was er erlebte.

Er erlaubte es mir und ich folgte ihm auf Schritt und Tritt. Dabei fühlte ich mich seltsam dumpf, weniger bitter und ärgerlich, aber auch weniger „hier". Ich war sicher, dies sei ein gutes Zeichen für die bald eintretende Erleuchtung. Eines Tages hieß mich der Meister, an einem See Platz zu nehmen, dort mein Spiegelbild zu betrachten, dann zu meditieren und mir vorzustellen, wie sich mein Spiegelbild zu dem meines Meisters verwandeln würde. Ich sollte dies wechselnd so lange tun, bis die Verwandlung eingetreten war. Doch mein Antlitz blieb dasselbe. Ich war bedrückt und traurig und beschloss, aufzugeben. Da freute sich mein Meister und öffnete mir die Augen darüber, dass ich niemals sein werde, wie ein anderer. Ich kann nicht dieselben Erfahrungen haben, wie er sie hat, weil ich ich bin. Ich muss lernen, bei und in mir zu bleiben und mir treu zu sein – und nicht, mich selbst für eine Erleuchtung zu verraten, die jemand anderem zugefallen ist. Daraufhin verstand ich plötzlich: Ich hatte keinerlei Ahnung von diesem Konzept der Erleuchtung. Ich wusste gar nicht wirklich, was ich da jagte! Ich verfolgte nur ein Bild, eine Vorstellung dessen, was ich meinte, in einem anderen zu sehen, in dessen Schuhen ich nicht gehe, nicht gehen kann. Da brach ein fröhliches Lachen aus mir hervor und tiefes Glück durchströmte mich: Endlich konnte ich meine Jagd loslassen und einfach sein! Was ich sagen will, ist: Ich glaube, ich habe Glück und vielleicht sogar Erleuchtung darin gefunden, endlich loszulassen. Eben weil die Erleuchtung nicht mehr das Wichtigste ist. Doch das war nicht das Ende der Reise: Um genau zu sein, fing sie da erst an. Denn ich durfte erkennen, dass wahre Erleuchtung nicht nur in heiligen Räumen wie einem Ashram zuhause ist. Sie geschieht mitten in der Welt in uns, dort, wo wir sie am wenigsten erwarten. Ich bin zurück nach Hause gegangen, um mein Leben vor der Zeit im Ashram wieder aufzunehmen und es war und ist bis heute nicht leicht, denn vor eben diesem Leben habe ich fliehen wollen. Doch wahres Glück entsteht, wenn ich überall bei mir bleiben kann, wenn ich überall nicht einer Vorstellung davon folge, wie ich sein sollte oder wie andere sein sollten, sondern schlicht annehme, was ist. Ich wollte erleuchtet sein, damit sich alles ändert – doch stattdessen wurde ich erleuchtet, damit sich alles *in mir* verändert."

Die Zuhörer staunten. Sogar der Erbe blieb stumm und blickte zu Boden. Zum ersten Mal schien es, als sei er von etwas bewegt, das nicht seinem neuen Reichtum und seinen eigenmächtigen Zielen entsprach.

„Das ist wunderbar", sagte schließlich die Künstlerin. „Du bist frei. Lehre uns diesen Weg des Glückes!"

„Nun, lasst uns morgen damit beginnen, indem wir uns immer wieder auf uns selbst besinnen und nicht darüber nachdenken, was jeder andere hat. Was haben wir selbst, das uns gefällt und welches Ziel, das uns gefangen hält, können wir loslassen?", beschrieb der Schüler.

„Einverstanden", nickte auch die Magd.

Am nächsten Morgen begegneten die vier Glückssuchenden einander erneut im Speiseraum. Alle waren still und in sich gekehrt und ein jeder nahm sein Frühstück schweigend ein. Daraufhin zog sich jeder zurück und begann, darüber nachzusinnen, welchen inneren Kampf er loslassen wollte.

Die Magd zog sich in ihr Gemach zurück, setzte sich auf ihr Bett und ließ die Schultern hängen. Sie wusste, dass dieser Tag ein schwerer Gang für sie werden würde. Sie nahm die bunte Pferdedecke zur Hand, die sie in liebevoller Arbeit für den Erben hergestellt hatte. Sanft streichelte sie über den wertvollen Stoff und flüsterte zu sich selbst:

„Ich weiß, dass das Glück, mich geliebt zu fühlen, in einem bestimmten Bereich noch nicht lebendig ist. Ich fühle mich von diesem Mann nicht geliebt. Wenn ich wirklich ehrlich bin, so spüre ich, dass er einzig und alleine seinen eigenen Ruhm vergrößern möchte. Er interessiert sich nicht für mich – und ich kämpfe den alten Kampf in meinem Versuch, ihm durch meine Bemühungen zu gefallen. Ich muss heute diesen Kampf loslassen, wenn ich lernen will, das Glück des Schülers kennenzulernen."

Sie atmete tief ein und aus, während Tränen über ihre Wangen rannen. Ein Kloß bildete sich in ihrem Hals.

„Ich muss das Glück des Loslassens lernen, um das Glück des Geliebtseins behalten zu können."

Während die Magd diese Erkenntnis zu ergreifen versuchte, lehnte die Künstlerin mit ihrem Hund Amigo am dicken Stamm eines großen, mächtigen Baumes. Sie legte ihren Arm um Amigos Hals und streichelte seinen Kopf. Amigo hechelte fröhlich.

In Gedanken sagte die Künstlerin zu sich selbst: „Ich weiß, dass auch ich etwas loslassen muss. Doch es fällt mir wirklich schwer. Ich möchte es gar nicht aussprechen. Denn es war immer mein Ziel, einen Ort zu finden, an dem ich frei sein und tun und lassen kann, was immer ich möchte – einen Ort, der bereits schön ist, sodass ich mich wohlfühlen kann. Ich habe diesen Ort gefunden und nach meinen eigenen Vorstellungen gelebt. Doch ich habe die Erfahrung gemacht, dass mich diese Idee nicht glücklich gemacht hat. Meine Schönheit war nichts Besonderes mehr. Meine Begabungen waren nichts Besonderes mehr. Ich lebte in einer Blase aus Licht, doch es wurde grau und fahl. Die Schattenseiten des Lebens machen das Licht erst sichtbar.

Was ist, wenn es darum geht, loszulassen und den Ort schön zu machen, an dem ich mich gerade befinde? Was ist, wenn ich das Glück, so zu leben, wie es mir gefällt, nur leben kann, indem ich dieses Leben gestalte, anstatt es irgendwo zu suchen, in der Hoffnung, dass es mir serviert wird? Was ist, wenn ich Mühen, Schmerz und auch Opfer auf mich nehmen muss, darf, aus Liebe, um selbst dieses Schöne, die Liebe, die Freiheit, der Genuss zu werden, zu bringen, nach dem ich mich in dieser Welt sehne?"

Gedankenverloren stach sie mit einem kleinen Stöckchen im Sand herum, während sich Amigo neben ihr rekelte.

Dann erhob sie sich, gab ihrem Begleiter ein Zeichen und sagte:

„Amigo, lass uns eine Landkarte suchen. Wir werden nun nicht mehr länger in Richtung eines Ortes wandern, an dem alles schön sein wird. Wir werden uns einen Ort auswählen, den wir selbst schön machen. Und vielleicht – vielleicht beginnen wir nicht einmal bei der Landkarte, sondern hier und heute, an diesem Ort, mit diesen Menschen, die kaum zu mir zu passen scheinen und so ganz anders sind als ich. Doch heute bin ich hier und heute möchte ich das innere Traumland loslassen, um das zu genießen und zu beschenken, was direkt vor mir liegt."

Sie wandte sich um und betrachtete die Lichtung, die von warmen Sonnenstrahlen beschienen wurde, eingerahmt von mächtigen Bäumen und prachtvollen Stauden. Sie ging auf das herrschaftliche Haus zu, schritt durch die riesige Empfangshalle und öffnete jede Tür, die sie finden konnte. Als sie die Küche entdeckte und einen Diener am Feuer stehen sah, flüsterte sie ihm etwas ins Ohr. Der Diener strahlte und nickte eifrig. Sie machten sich an die Arbeit.

Der Erbe saß derweil zerknirscht in seinem großen Sessel, der eher einem Thron glich, und hatte seine Füße auf den Schreibtisch gelegt. Mit verschränkten Armen stieß er ein ärgerliches Grunzen aus. „Loslassen", knurrte er. „Was bitte soll ich loslassen? Ich habe alles bekommen, was ich je wollte! Alles gehört mir! Das ist mein Glück! Wenn ich mein Glück loslassen soll, bin ich ja nicht mehr glücklich! Der Schüler hat losgelassen, was ihm nicht gehört, ich dagegen habe bekommen, was mir zusteht!"

Er sprang auf und wanderte wie ein Tiger im Käfig in seinem Arbeitszimmer auf und ab. „Loslassen, was nicht zu mir gehört, loslassen, mir selbst treu sein. Ja, ich habe bereits etwas losgelassen! Ich habe meinen Vater losgelassen! Damit habe ich die Aufgabe bereits gelöst! Doch warum ... warum fühlt sich meine Seele derart umwölkt? Warum freue ich mich nicht, wo ist mein Glück hin? Sicher liegt es daran, dass ich noch nicht die Gelegenheit hatte, meinen Gästen meinen Reichtum vollständig vorzuführen. Und dennoch. Etwas ist nicht richtig. Ich will gar nicht loslassen. Ich habe keine Lust dazu und ich …, ich …"

Plötzlich bahnte sich ein lautes Schluchzen den Weg aus dem Bauch des jungen Mannes hervor, hinauf in seinen Hals, seine Kehle, hinaus als ein Schrei voller Schmerz. Er sank auf dem blank glänzenden Boden zusammen und weinte wie ein kleines Kind.

Am Abend rief die Künstlerin alle Gäste zusammen und führte sie auf die Lichtung, die von abendlichen Sonnenstrahlen beschienen wurde.

Als der Schüler, der Erbe und die Magd entdeckten, was die Künstlerin vorbereitet hatte, waren sie überwältigt: Die ganze Lichtung war geschmückt mit bunten Lampions, Fackeln, Tüchern und Lichtern aller Art. In der Mitte stand eine riesige gedeckte Tafel mit wunderbaren Leckereien, gespickt mit liebevoll gebundenen Blumensträußen. Vor jedem einzelnen Sitzplatz entdeckten die Gäste ein kleines Schriftstück, auf dem einige persönliche Worte geschrieben standen.

„Wohlan, liebe Mitsuchende“, begann die Künstlerin und zeigte mit einer einladenden Geste an den Tisch. „Ich möchte euch zu einem fröhlichen Mahl einladen! Ich habe mich heute dazu entschieden, loszulassen und den Tag hier und jetzt als den zu leben, den ich bisher immer in eine, so stellte ich es mir vor, perfekte Situation in einer makellosen Umgebung verschoben habe. Ich möchte selbst das Licht sein, das ich um mich herum gesucht habe und meine Talente und alles, was das Leben mir geschenkt hat, nutzen, um das Leben hier und heute schöner zu machen. Ich bin jetzt. Ich bin mit euch. Darum möchte ich heute selbst Schönheit und Genuss leben. Ihr seid herzlich eingeladen, dies mit mir gemeinsam zu tun.“

Alle schwatzten wild durcheinander und bedankten sich bei der Künstlerin, die aufstand und ein fröhliches Lied auf ihrer Geige spielte, zu dem ihre Zuhörer laut klatschten. Die Stimmung wurde ausgelassener und plötzlich fühlten sie alle sich viel wohler und es wurde ihnen warm ums Herz. Was war geschehen? Die Künstlerin hatte ihren Wunsch nach einem lebenswerten Leben zu ihrer Mission gemacht und selbst dafür gesorgt, dass das Leben, das sie sich ersehnte, aus ihr herausströmte.

Nachdem sie das gemeinsame Festmahl beendet hatten und stiller wurden, erhob sich die Magd langsam und zögernd von ihrem Platz und räusperte sich. „Ich muss heute etwas loswerden“, sagte sie mit brüchiger Stimme. „Ich möchte etwas loslassen, das ich ursprünglich an mich binden wollte. Ich habe herausgefunden“ – und damit zog sie die wunderschöne Pferdedecke unter dem Tisch hervor -, „dass ich mit diesem Geschenk“, – und sie überreichte es dem reichen Erben –, „erneut beweisen wollte, dass ich liebenswert bin. Ich habe dieses wertvolle Stück nicht aus Liebe genäht und bestickt. Ich tat es, um dich davon zu überzeugen, dass ich deiner Liebe wert bin. Doch bei allem, was ich gelernt habe, bin ich zu der Überzeugung gelangt, dass ich mich nur geliebt fühlen kann, wenn ich mich auch mit Menschen umgebe, die mich freiwillig mögen – und dass ich das Glück der Liebe nur behalten kann, wenn ich auch das Glück des Loslassens erlerne. Darum erhältst du heute dieses Geschenk, ohne dass ich etwas zurückerwarte. Zugleich behalte ich mein Herz bei mir, denn ich spüre, dass du das deine nicht weitergeben möchtest. Ich fürchte, du weißt selbst nicht, wohin du es versteckt hast."

Sie atmete tief durch, wurde rot und setzte sich. Dann begann ihr Gesicht, hell zu strahlen und sie musste lachen. „Oh, es fühlt sich so gut an!", rief sie aus. Der Erbe dagegen hatte die Pferdedecke entgegengenommen, legte sie auf seinen Schoß und wusste nicht, ob er wütend oder traurig war. Er blickte starr zu Boden und schwieg. Der Schüler wandte sich an ihn und fragte vorsichtig: „Was hast du aus dem heutigen Tag mitnehmen können? Konntest du etwas loslassen, das dich gefangen hält?"

Der Erbe blickte auf und funkelte den Schüler wütend an. „Ach was, loslassen, loslassen! Ich ließ meinen Vater los und ich ließ los, euch sofort zu zeigen, was mich glücklich macht. Freiwillig stellte ich mich auf den letzten Platz. Ich ließ sogar los" – damit wandte er sich an die Künstlerin –, „dich so schnell wie nur möglich zu fragen, ob du nicht hierbleiben möchtest. Ich glaube, das ist genug des Loslassens. Glücklich fühlt es sich jedenfalls nicht an und ich glaube, ich bleibe lieber bei meinem eigenen Glück – bei dem Glück, zu bekommen, worauf ich gewartet habe."

„Nun", sprach der Schüler sanft weiter, „sind all diese Dinge, die du losgelassen hast, wirklich jene, die dich gefangen hielten? Verfolgst du nicht ein Ziel, das dich zu jemandem machen soll, der du noch nicht bist?"

Der Erbe sprang auf und fauchte: „Der ich noch nicht bin! Mein Vater ist tot und ich BIN der rechtmäßige Erbe! Ich BIN reich, ich BIN mächtig, ich BIN stark, ich BIN wert…", er brach ab und sank auf seinen Platz. Tränen rannen über seine Wangen. Er schluchzte laut und legte seinen Kopf auf seine Arme. Der Schüler ging zu ihm hinüber und legte seine Hand auf die Schulter des reichen Mannes.

„Mein Vater hat gesagt", brachte dieser mühsam und unter Schluchzen hervor, „mein Vater hat gesagt, dass … dass er nie etwas Wertvolleres hatte als mich. Dann ist er gestorben. Und ich … ich hatte nichts Besseres zu tun, als die Geldmünzen zu zählen, die er mir hinterlassen hat. Ich war froh, dass er stirbt, damit ich endlich gesehen werde. Endlich wertvoll bin. Und kurz vor seinem Tod höre ich die Worte, die ich vom Volk hören wollte, von Besuchern, von Bewunderern, von euch. Ich wollte hören, dass ich wertvoll bin. Ich habe mich mit wertvollen Habseligkeiten umgeben, weil sie mir das Gefühl geben sollten, wertvoll zu sein. Es ist furchtbar. Es ist so furchtbar."

Er schluchzte laut weiter. Alle schwiegen betroffen und mitfühlend. „Du hattest recht, Magd", redete der Erbe weiter, „ich habe mein Herz in meinem Reichtum versteckt. Ich wollte nur immer mehr haben, so viel, dass man mich selbst dahinter gar nicht mehr sehen konnte. Ich habe nicht gewusst, dass ich wertvoll bin. Und nun soll ich all meinen Reichtum loslassen, meine Vorstellung von Glück, um eine andere, echte Form von Glück zu empfangen. Es ist furchtbar."

Die Künstlerin lächelte und blickte den Erben aufmunternd an. „Junger Mann", sagte sie. „Glaubst du wirklich, dass du allein derjenige sein würdest, der an seiner bisherigen Idee von Glück festhalten darf, wenn er wirklich glücklich werden möchte? Wir alle mussten unsere Vorstellung davon loslassen, was uns glücklich macht. Wir wollten einander beweisen, dass wir recht haben. Nun lernen wir gemeinsam, dass niemand von uns für sich allein im Recht sein kann."

Der reiche Mann nickte und blickte erneut zu Boden. „Ich kann nicht glücklich sein. In mir ist nur Schmerz. Ich habe mich selbst und meinen Vater verraten. Für mich ist Glück nicht möglich." Damit stand er auf und verließ den Ort des Geschehens.

In seinem Zimmer angekommen, warf sich der Erbe auf sein Bett und weinte bitterlich. Wie hatte es so weit kommen können, dass das Glück des Reichtums ihn versklavt hatte?

Lange lag er später reglos da und starrte an die Decke. „Ich muss mich für jetzt gegen das Glück entscheiden", dachte er bei sich. „Glück ist gerade nicht das, worum es geht. Ich muss trauern. Um mich. Um meinen Vater. Um alles, was ich im Namen des Reichtums getan habe. Um mein kaltes Herz und meine Einsamkeit.“ Er nahm sich vor, sein Zimmer in den kommenden Stunden nicht zu verlassen.

Am nächsten Morgen wachte der reiche Mann auf, wusch sich, verließ sein Haus und begab sich auf einen langen Spaziergang. Er wollte niemanden sehen und mit niemandem zusammen sein. Zum ersten Mal seit langer Zeit dachte er nicht über seinen Reichtum und seine Güter nach, nicht über die Macht, die er erlangen konnte und nicht über das Glück. Er dachte an seinen Vater und an den Moment, in dem er seine Hand gehalten hatte. Er rief sich die letzten Worte seines Vaters in Erinnerung: „Ich hatte nie etwas Wertvolleres als dich“. Die Kammern seines Vaters waren bis zum Rand voll mit Reichtümern, Gold und Schmuck, er besaß Ländereien und Vieh und die besten Speisen. Dennoch musste er zum Schluss erkennen, dass all das nichtig gewesen war und sein wertvollster Besitz an seinem Totenbett saß, bereit, denselben Fehler zu begehen, wie er es getan hatte. In der Suche nach Glück war er einer Täuschung erlegen.

Der Erbe wanderte den ganzen Tag durch Feld und Wald, dachte über das nach, was er in seiner Kindheit beobachtet und gelernt hatte und welches Erbe er nun antreten würde. Ihm schien, er entdeckte die Chance, nicht nur Habseligkeiten zu erben, sondern auch eine wertvolle Lektion des Lebens, die ihm beibrachte, genau hinzuschauen und sich auf das zu besinnen, was wirklich zählte.

Als er am Abend zurück zu seinem Haus kam, traf er die Künstlerin, den Schüler und die Magd.

„Ich muss euch gestehen“, berichtete er, „dass meine Suche nach dem Glück eine überraschende Wendung genommen hat. Ich finde gerade das Glück in tiefer Trauer. Ich erfahre, dass es sowohl um das Loslassen geht als auch darum, sich geliebt zu fühlen, ohne dafür etwas zu tun – sowie auch darum, die dunklen Seiten des Lebens nicht länger zu vermeiden. Hätte mein Vater nicht erkannt, dass er sein Wertvollstes viel zu spät entdeckt hat, so hätte auch ich vermutlich mein Leben lang denselben Fehler begangen. Mein Glück ist gerade mein Schmerz.“

Die Künstlerin lächelte unter Tränen. „Ich verstehe“, sagte sie leise, „ich verstehe. Heute fühle ich zum ersten Mal, dass das, was du sagst, echt ist.“

Als sich die Sonnenstrahlen des nächsten Morgens über das Schloss ergossen, war die Künstlerin schon längst auf den Beinen. Heute war sie damit an der Reihe, von ihren Erfahrungen zu berichten. Als alle beisammensaßen, begann die junge Frau:

„Meine Suche begann mit einer Wanderung. Ich suchte den Ort meiner Träume, an dem alle Menschen wunderschön sind, gerne Musik machen und dieselben Interessen haben wie ich. Ich suchte nach einem Leben, in dem ich mich vollkommen frei fühlen konnte, zu tun und zu lassen, was immer ich wollte, mit wem ich es wollte. Ich wollte nicht zu viel Verantwortung übernehmen, besonders für Dinge, die mir keine Freude bereiten. Ich wollte das Leben genießen.

Tatsächlich war die Wanderung, auf die ich mich begab, einzig von Lust und Laune geprägt. Ich tat, wonach immer mir war und schwebte umher wie ein lustiger Schmetterling. Es war wunderbar. Schließlich erreichte ich das Meer, denn es war schon immer mein Traum gewesen, am Meer zu leben. Ich begegnete dort Menschen, die genauso waren wie ich. Ich freundete mich schnell mit ihnen an, wir musizierten, feierten und lebten gemeinsam, taten, was uns Freude bereitete, und genossen den Alltag. Ich war zunächst sicher, das Glück gefunden zu haben. Doch mit der Zeit fühlte ich mich erneut seltsam unerfüllt und stumpf. Ich konnte nicht verstehen, woran es lag, bis ich begriff, dass alles, was mich bisher zu etwas Besonderem gemacht hatte, was mich von anderen abhob, was mich ausmachte, unter denen, die genauso waren wie ich, zu einer grauen Masse verblasste. Selbst die Lust auf Freiheit wurde gemeinsam mit anderen, die ebenfalls nichts anderes anstrebten, seltsam fad und verlor ihren Reiz. Ich fand mich traurig und enttäuscht auf meinem Nachtlager wieder und musste feststellen, dass mein Ziel nicht hielt, was es versprach: Eine perfekte Umgebung, ein Leben ohne Herausforderungen ausschließlich auf der Sonnenseite bringt nicht das ersehnte Glück.

Und so entschied ich mich, diesen Ort wieder zu verlassen. Auf dem Rückweg begegnete ich einem Menschen, der einen unscheinbaren, hässlichen Ort zu neuem Leben erweckte und ihm durch seinen Einsatz Schönheit schenkte. So lernte ich, dass meine Vorzüge, die mich vorher von anderen zu trennen schienen, die nicht so waren wie ich, nun ein verbindendes Element darstellen können, indem ich das, was mich ausmacht, mit anderen teile. Meine Sehnsucht nach Freiheit und der Sonnenseite kann ich hier und heute leben – weil ich mich dazu entschieden habe, selbst diese Sonnenseite in mir zu tragen und sie überall hin mitzubringen, wohin ich gehe. Es muss nicht mehr außerhalb von mir sein; es ist in mir."

Der Schüler freute sich und klatschte in die Hände. Die Magd saß missmutig auf ihrem Platz und knirschte mit den Zähnen. Es fiel ihr schwer, ein offenes Herz für die Künstlerin zu finden, die sie bis vor wenigen Stunden noch als Konkurrentin betrachtet hatte und zudem all das in sich zu vereinen schien, was sie selbst niemals sein konnte.

Der Erbe hingegen blickte die Künstlerin immer wieder intensiv an und schien offensichtlich scharf nachzudenken. Niemand konnte erkennen, was sich in seinem Inneren abspielte.

„Nun", erklärte die Künstlerin zuletzt, „die Lernaufgabe meines Glücksweges ist es, zu erkennen, was uns ausmacht, sodass wir es leben können – und nicht mehr im Außen danach suchen müssen. Ich nehme das Ziel des Ideals und entdecke es in mir. Und es geht darum, das, was wir wirklich sein und tun möchten, auf eine Weise zu leben, die unabhängig ist von den Umständen."

„Mir gefällt dieser Lernweg", strahlte der Schüler. „Wollen wir darüber sprechen, was uns ausmacht und was die Welt wegen uns zu einem besseren Ort macht?"

Alle waren einverstanden. So begann der Schüler:

„Ich habe durch meinen eigenen Glücksweg verstanden, dass ich niemand anders sein kann. Der Weg der

Erleuchtung führt durch ein schmales Tor, durch das ich gehe, um bei mir selbst anzukommen. Es ist nichts, was ich mir von einem anderen Menschen aneignen kann. Ich glaube, wenn ich meinen Glücksweg erkannt habe und ihn durch den Weg der Künstlerin ergänze, gehe ich einen Schritt weiter: Ich nehme meine eigene innere Erleuchtung, meinen Königsweg, und bringe ihn in die Welt. Doch welches ist mein Königsweg und wie kann ich ihn erkennen? Ich bin gerade zufrieden und glücklich mit dem, was ich tue, doch ich würde nicht behaupten, dass Gartenarbeit und tägliche Meditation das sind, was ich bis zum Ende meines Lebens gerne tun würde. Ich träume davon, Menschen die Spiritualität näherzubringen und ihnen zu zeigen, wie wunderbar es sein kann, einfach zu sein."

„Manchmal", teilte die Magd ihre Gedanken mit, „können andere den eigenen Königsweg besser entdecken. Bei der Künstlerin ist er offensichtlich", fügte sie mit einem verstohlenen Seitenblick hinzu, „doch bei Menschen wie dir und mir ist vielleicht nicht sofort ersichtlich, was wir gerne tun und was sich für uns nach Freiheit und Glück anfühlt. Wenn ich über dich nachdenke", sagte sie an den Schüler gewandt, „sehe ich große Leichtigkeit im geistigen Sein. Es scheint nicht allzu wichtig für dich zu sein, was du tust, sondern *wie* du es tust. Du bist so inspirierend dadurch, dass du mit Tiefe und Freude zugleich die Alltäglichkeiten des Lebens ehrst und meisterst. Ja, du bist ein Meister des einfachen Lebens. Du musst kein Lehrer, kein anerkannter Meister sein, um andere auf diesen Weg zu geleiten. Du tust es bereits jetzt."

„So fühlt es sich an", bestätigte auch der Schüler. „Jawohl! Und du, liebe Magd, bist Meisterin des Selbstausdruckes.

Du fühlst stark und authentisch und ermutigst uns stetig dazu, zu sein, wie wir wirklich sind. Du fürchtest dich nicht vor menschlichen Abgründen und erlaubst dir, auch die Schattenseiten des Lebens zu fühlen. Ich interessiere mich für dich, weil du wirklich lebendig bist. Weil etwas in dir geschieht und das spürbar ist."

„Ja", sagte auch die Künstlerin. „Liebe Magd, du bist nicht nur jemand, der viel arbeitet und fleißig ist. Du möchtest das Leben begreifen und ihm begegnen. Du bist fleißig darin, tief zu graben und dich nicht nur mit oberflächlichen Erfolgen zufrieden zu geben. Ich war ein wenig neidisch, wenn ich beobachtet habe, wie du mit schwierigen Gefühlen und Aufgaben umgehst. Ich selbst bin immer nur dem süßen Nektar hinterhergeflogen. Doch bei dir gibt es wirklich etwas zu erleben."

Der Erbe blickte die Magd lange an, bevor er sprach: „Du bist der mutigste Mensch, der mir bisher begegnet ist. Du hast mir die Bestätigung verweigert, nach der ich mich ausgestreckt habe und die verlangt hätte, dass du dich demütigst. Du bist fleißig und dienend, doch weil *du* es möchtest, nicht, weil ein anderer es von dir verlangt. Selbst als Magd trägst du eine Form der Würde, die ich bei vielen mächtigen Menschen vermisse."

Die Magd schwieg für einen Moment, dann atmete sie tief durch. „Ich glaube", begann sie, „durch das, was ihr über mich sagt, kann ich langsam in mir selbst erkennen, was ich bisher nur in anderen habe sehen können. Ich wollte bei jemandem sein wie dir", sagte sie an den Erben gewandt. „Ich wollte aussehen, spielen und singen wie du", sagte sie mit Blick auf die Künstlerin. „Doch heute beginne ich, zu begreifen, dass das Glück, sich geliebt zu fühlen, nur dann zur vollen Entfaltung kommt, wenn ich mich selbst in diesem freundlichen Licht betrachte. Danke."

„Ich muss noch etwas sagen", begann der Erbe.

„Ich habe dir, liebe Künstlerin, heute besonders aufmerksam gelauscht, weil ich dich von mir überzeugen wollte. Doch heute begreife ich, dass du ein Mensch bist wie wir alle, der vor Kämpfen und Schwierigkeiten steht und der nicht dazu da ist, um mich vor anderen aufzupolieren. Du bist keine Trophäe. Ich möchte mich bei dir entschuldigen, denn ich habe nicht wirklich dich gesehen, sondern die Idee, die ich von dir hatte. Ich meinte, wenn ich allen Reichtum besitze und eine Frau wie dich, ginge es mir gut, ich sei glücklich und hätte alles, was ich wollte. Doch ich erkenne einmal mehr, dass jeder Traum, den wir genauer betrachten, sich nur als eine Variante des normalen Lebens herausstellt. Das Glück des Habens ist eine Illusion. Es tut mir leid, dass ich mich davon habe blenden lassen."

„Vielen Dank, dass du das sagst", antwortete die Künstlerin. „Es ist schwer für mich, wenn Menschen meinen, ich sei etwas Besonderes, besonderer als sie. Ja, ich genieße es für einen Moment, doch es macht einsam. Mich beschleicht die Ahnung, dass alles, was wir uns vom Glück erträumen, nur ein Haschen, ein Jagen nach etwas ist, das wir meinen, es noch nicht zu haben. Unsere Idee von Glück ist eine Idee davon, dass es uns immer fern ist und wir es suchen müssen. Was ist Glück? Ist es nicht die Erkenntnis, dass uns nichts fehlt?"

„Ja", bekräftigte auch der Schüler. „So muss es sein."

Der nächste Tag brachte Regen mit sich.

Der Erbe, die Magd, die Künstlerin und der Schüler verbrachten die Zeit im Inneren des herrschaftlichen Gebäudes. Es war der Tag, auf den der Erbe so lange gewartet hatte – er fand endlich die Gelegenheit, seinen Gästen all seinen Prunk und Reichtum zu demonstrieren.

„Heute führe ich euch durch mein Schloss", kündigte der Erbe an. „Es ist zwar nur ein kleiner Teil dessen, was mir gehört, doch alles, was sich hier befindet, bietet einen wunderbaren Einblick auf so viel mehr, das zu diesem Besitz gehört. Ländereien, Tiere, Ställe, Ferienhäuser. Am meisten bin ich froh um alles, was ich mit diesen Dingen anfangen kann. Mir stehen sämtliche Türen weit offen. Jeder kennt mich, alle achten auf mich, wenn ich in den Dörfern ringsum unterwegs bin und mich bei Festlichkeiten blicken lasse. Wenn ich eine Feier ausrichte, kommen alle nur, um mein Anwesen zu bewundern. Bisher hat mich das mächtig stolz gemacht. Wobei …, um ehrlich zu sein, erkenne ich in der letzten Zeit, dass die Vorstellung davon, wie glücklich es mich machen wird, wenn all das mir gehört, mich stolz gemacht hat. Und nun, wo ich all das habe, fühle ich mich seltsam … leer, obwohl jeder Raum hier bis zum Bersten mit Reichtümern vollgestopft ist. Aber seht selbst!"

Er führte seine Gäste von einem Raum in den nächsten: Schlafräume, mehr, als Menschen in dem Schloss lebten. Decken, Kissen, Tücher, alles aus feinsten Stoffen gewebt. Prächtige, schwere Vorhänge. Wohn- und Gesellschaftsräume gefüllt mit wertvollen, schweren

Möbeln, mit handgeschnitzten Ornamenten. Truhen voller Schmuck, Goldstücke, wertvollem Geschirr, Vasen und Kunstwerken. Der junge Erbe besaß alles, was sich seine Gäste vorstellen konnten. Sie machten sich einen Spaß daraus, indem sie sich darin abwechselten, den Erben zu fragen: „Besitzt du ein Tischtuch aus roter Seide?“ „Besitzt du eine goldene Gans?“ „Besitzt du ein Pferd, das alle Fellfarben in sich vereint?“ Zu allem, was den Gästen einfiel, antwortete der Erbe mit „Jawohl!“

Nachdem sie lange Zeit durch das Haus gewandert waren und ausgiebig alle Schätze bewundert hatten, wurde der Erbe still. Dann erhob er seine Stimme und erklärte: „Mit mir geschieht etwas Besonderes. Ich genieße die Zeit mit euch. Ich genieße es, euch all meine Besitztümer zu zeigen. Doch was mir wirklich Freude bereitet, ist nicht die Tatsache, dass ihr mich nun bewundert. Tatsächlich tut ihr das gar nicht. Ihr bewundert nur die Dinge, die mich umgeben. Was mich glücklich macht, ist das Vergnügen, das wir gerade gemeinsam miteinander haben. Wir lachen, scherzen und haben eine gute Zeit zusammen. Der Anlass dazu, die Führung durch meinen Besitz, rückt immer mehr in den Hintergrund. Tatsächlich – wenn ich all das hier anschaue, wird mir bewusst, dass es seinen Glanz verliert. Denn ich entdecke gerade etwas, das so viel schöner ist als die schönste Vase, das wertvollste Goldstück. Es ist dein Lachen, liebe Magd, wenn dir bewusst wird, dass du gerade einen lustigen Witz gerissen hast. Es ist dein hingebungsvolles Gesicht, lieber Schüler, wenn du eingehend all die Dinge inspizierst und du merkst, dass dich die Dinge der Welt interessieren dürfen. Es ist deine Selbstvergessenheit, liebe Künstlerin, mit der du beschwingt gemeinsam mit uns durch die Gänge schlenderst. Es ist das, was ich in euren

Herzen, in euren Gesichtern entdecke. Mich beschleicht das Gefühl, so viel mehr Freude in eurer Freude zu finden als im Anblick meiner Habseligkeiten."

Die Künstlerin hatte Tränen in den Augen. „Es ist schön, wie du sprichst! Ich freue mich, dass wir in dir nun doch einen liebenswerten Menschen kennenlernen dürfen."

„Mein Weg zum Glück", ergänzte der Erbe noch, „geht über die Gemeinschaft mit euch. Ihr seid meine Lektion. Und jemand, von dem ich es am wenigsten erwartet hätte: Mein Vater. Der Mensch, den ich am meisten abgelehnt habe, wurde zu meinem Spiegel, zu meinem Lehrer. Ich durfte erkennen, dass ich in all meiner Ablehnung wurde wie er.

Nun stehe ich vor einer großen Herausforderung: Ich weiß nicht, was ich mit all den Dingen anfangen soll. Ich habe erkannt, dass mich Besitz und Reichtum nicht glücklich machen – doch was dann? Wenn ihr wieder abgereist seid, bin ich mit all dem hier alleine."

„Nun", antwortete der Schüler. „Du könntest deinem Besitz eine neue Bedeutung beimessen. Bisher bist du auf den Markt gegangen, hast Menschen aufgesucht, um auf dich aufmerksam zu machen und zu prahlen. Wie wäre es, wenn dein Reichtum nun dazu dient, an die Orte zu fließen, wo er gebraucht wird? Was wäre, wenn der Damm bricht und sich das nährende Wasser dorthin ergießt, wo es Leben bringt? Die Künstlerin durfte erfahren, dass ihre Schönheit und Begabung genau dort ein Licht ist, wo bisher nichts davon erschienen war. Vielleicht ist es auch mit deinem Reichtum so: Er darf fließen, wo er Gutes tut."

„Ich glaube“, sagte auch die Magd, „dass Reichtum und überhaupt alles, was uns zur Verfügung steht, jede Begabung, jedes Talent, jede Möglichkeit, ein Werkzeug ist, mit dem wir uns in dieser Welt bewegen. Unser Herz wird dadurch offenbart, wie wir mit diesem Werkzeug umgehen. Wenn du bereits glücklich bist und Frieden gefunden hast, wird dein Reichtum dies beweisen, indem er Gutes und Freude weiterträgt. Hegst du in deinem Herzen jedoch Mangel, so zeigt sich das darin, was du mit deinem Reichtum tust.“

„Das ist wahr“, nickte der Erbe. „Das ist wahr. Ich danke euch von ganzem Herzen. Niemals hätte ich gedacht, dass mein hohes Glücksross mich von seinem Rücken hinunterwerfen wird. Doch ich bin zutiefst dankbar.“

Das Ende der gemeinsamen Zeit der vier Gefährten nahte. Am Abend verabschiedeten sie sich inniglich mit dem Versprechen, einander wieder zu begegnen. Nun wollte jeder mit den neuen Erkenntnissen, die sie angesammelt hatten, seinen Weg des Glückes auf seine eigene Weise beschreiten.

Sie alle hatten eine wichtige Lektion gemeinsam: Wahres Glück entsteht, wenn wir erkennen, dass das, was wir suchen, bereits in uns ist – und dass zumeist die Sehnsucht, die wir in uns tragen, unsere Aufgabe in dieser Welt ist. Sehnt sich die Magd nach Liebe und Wertgefühl – so ist es ihre Aufgabe, dies in die Welt zu bringen. Sehnt sich die Künstlerin nach Freiheit und Schönheit, so bringt sie eben diese zu den Menschen um sich herum. Sehnt sich der Schüler nach Erleuchtung, so ist er ein leuchtendes Beispiel dafür, dass der eigene Weg immer der hellste ist. Und sehnt sich der Erbe nach Bewunderung und Achtung, so gibt er eben diese an alle Menschen weiter, denen er begegnet.

Abschluss

„Das Glück", sagte der weise Reisende, als er am Ende der Geschichte angelangt war, „ist das Zusammenspiel aller Weisheiten, die in jedem von uns verborgen liegen. Wir alle gehen einen persönlichen Weg, auf dem wir Herausforderungen überwinden und lernen, uns von Ballast und altem Denken darüber, was wir haben und sein müssten, um glücklich zu werden, zu befreien. Doch selbst, wenn wir diese Dinge gelöst haben, ist die Aufgabe noch nicht zu ihrem Ende gekommen: Um wahrhaftiges Glück zu erfahren, brauchen wir einander. Wir alle sind miteinander verbunden und ohne die Begegnungen mit anderen und ihre Erfahrungen kann jeder von uns nur einen kleinen Teil des großen Ganzen berühren, das sich Glück nennt. Es ist wie mit der Natur: Einer lernt auf seinem Wege vielleicht das Gras kennen und ruft aus: ‚Ich habe die Natur gefunden!' Ein anderer begegnet einem Baum und ruft: ‚Das ist Natur!' Wiederum einer durchquert einen Fluss und meint: ‚Das ist die Natur!' Doch nur all das zusammen, jeder Grashalm, jeder Baum, jeder Berg, jedes Tal und jede Wüste, alles zusammen, ja, sogar das innerste Wesen des Menschen ist ‚Natur'.

Mit dem Glück verhält es sich ebenso: Niemand alleine weiß, was Glück ist. Wir können nur gemeinsam ein Bild davon zeichnen, indem wir unsere Erfahrungen durch Begegnung miteinander verweben. Wir müssen immer beachten, dass Glück nur empfunden werden kann, wenn uns auch Unglück begegnet.

Der Mensch strebt immerzu nach den Höhen des Lebens. Er möchte Hoffnung, Freude, Sinn, Erfolg und Zufriedenheit erfahren. Doch wenn er nicht erlebt hat, was es bedeutet, diesen Dingen fern zu sein, hat er kein Ziel und sein Suchen hat keinen Zweck. Das Glück des Lebens wird nur lebendig, wenn wir uns auf alles einlassen, was wir ursprünglich nicht als Glück bezeichnen. Darum freut euch, wenn ihr allerlei Schmerz, Täuschung und auch Unglück erfahrt. Erst dann werdet ihr dem Geheimnis des Glückes wahrhaftig näherkommen.

Wer Glück verstehen möchte, muss zunächst begreifen, was Schönheit bedeutet. Schönheit für sich alleine ist keine Schönheit, wenn alles nur immer schön ist. Sie hat eine Aufgabe: Sie bringt Licht in die Dunkelheit. Sie macht schön, was zuvor nicht schön ist. Die Künstlerin musste lernen, dass ihr Licht dort am hellsten strahlt, wo alles anders ist als sie selbst. Sie durfte sich dafür öffnen, dass ihr Lebensziel, einen Ort zu finden, an dem alles heil und voller Genuss ist, eine Aufgabe darstellt. Sie findet ihr Glück nicht darin, sich diesen Traum selbst zu erfüllen, indem sie sich damit umgibt, sondern jeden Tag ein Stück weiter darauf zuzugehen, indem sie diesen Traum in die Welt bringt. Zudem hat sie gelernt, dass wahres Vergnügen und wahrer Genuss nicht entstehen, wenn wir tun und lassen, was uns unsere oberflächlichen Bedürfnisse mitteilen. Tiefes Glück liegt in dem Vergnügen, welches Menschen, Orte, Situationen heilt und wiederherstellt. Manchmal haben wir ‚keine Lust', doch ein tiefes Verlangen, etwas zu tun, das dieser Welt dient, wiegt stärker als das Gefühl, nicht zu wollen. Es ruft uns tiefer in ein Glück, das anhält.

Wer Glück verstehen möchte, muss auch Erleuchtung verstehen. Wir haben Erleuchtung zu einem spirituellen Ziel verkommen lassen, für das wir arbeiten. Wir möchten etwas erreichen, das nur durch Loslassen desselben in erreichbare Nähe rückt. Durch unsere Sehnsucht nach Erleuchtung vergleichen wir uns mit anderen, möchten größer sein als sie und geben diesem Minderwertigkeitsgefühl nur andere Etiketten: ‚Demütig', ‚genügsam', ‚treu' und ‚frei'. Wer wirklich erleuchtet ist, lässt dagegen all diese Kämpfe los, auf einer spirituellen Leiter immer weiter nach oben zu klettern. Er versteht, dass er bereits oben angekommen ist und dass es nicht möglich ist, sich Freiheit und Erleuchtung zu verdienen. Unser Ego ärgert sich darüber – denn wenn es nichts mehr zu erreichen gibt, was soll es dann noch? In diesem Moment würde es sterben und der Mensch könnte sich wirklich an das Leben hingeben. So tun wir gut daran, besonders genau hinzusehen, wenn Menschen von Erleuchtung sprechen und behaupten, die Wahrheit im Sein gefunden zu haben. Glück entsteht, wenn wir den Anspruch loslassen, die Dinge des Geistes verstehen zu wollen. Wir haben aus Spiritualität eine Wissenschaft gemacht, die zu einem Wettkampf verkommen ist, anstatt sie eine Sache des Glaubens sein zu lassen, in dem allein wahre Freiheit zu finden ist. Glaube lässt sich nicht abschauen, auf andere übertragen oder anderen überstülpen. Er ist eine Sache des Herzens, das allein vor Gott und dem Leben steht. Niemanden können wir vorschicken: Keinen Lehrer, keinen Meister, niemanden, von dem wir etwas gelernt haben, niemanden, den wir Vorbild genannt haben. Wir selbst stehen vor der großen Aufgabe, zu entscheiden, woran wir glauben können, was uns zieht und worin wir Erfüllung und Erleuchtung finden können. Lassen wir den Glauben wieder Glaube sein, eine persönliche Überzeugung, die uns niemand mehr nehmen kann. Darin liegt das Glück wahrer Erleuchtung.

Der Erbe hat sich darin versucht, mit Reichtum Glück zu erkaufen. Er war davon überzeugt, dass Reichtum allein und das Anhäufen vieler Dinge, die andere nicht haben, ihm den Wert beimessen, den er in sich selbst vermisst. Die Wahrheit jedoch durfte er am eigenen Leib erfahren: Wer seinen eigenen Wert nicht kennt und darin auch nicht von anderen erkannt wird, wer sich hinter dem versteckt, was er hat und seine Hand fest um das geklammert hält, was ihm in diesem Erdenleben an Gütern bleibt, der hängt in einer Falle fest, die ihm eben jenes Glück versagt, nach dem er sich sehnt. Hängt unser Herz am Reichtum, so ist es nicht frei für die Dinge des Lebens, die uns wirklich erfüllen. Die Herausforderung besteht darin, materielle Güter dafür zu benutzen, Brücken der Gemeinschaft zu bauen, wie auch immer sich dies in unserem Leben zeigen möchte. Sobald wir unser Hab und Gut nutzen, um uns von anderen abzuheben, tut es, was wir verlangen: Es hebt uns weg von anderen und trennt uns von unserem Glück. Niemand kann sich wahre Zuneigung und Bewunderung erkaufen. Und niemandes Herz ist je vom Neid anderer satt geworden.

Die fleißige Magd hat viel gewonnen, als sie sich dazu entschied, ihr Glück darin zu finden, sich lieben zu lassen. Es fiel ihr schwer, zu glauben, dass ihr Fleiß nichts bewirkt, wenn er nicht aus einem Herzen der Fülle herausfließt. Wenn wir uns anstrengen und tun, um uns dafür etwas zu verdienen, werden wir leer und ausgetrocknet. Das Glück ist nicht darin zu finden, dass wir viel tun, dass man uns braucht. Wir tun, weil wir bereits gefüllt und glücklich sind. Nur gute Taten aus einem Herzen der Fülle bringen auch Fülle in das Leben anderer. Diese Art von Dienen macht uns glücklich. Wer auch immer sich abmüht und auf andere herabschaut, die unverdient in den Genuss von Liebe und Aufmerksamkeit kommen, verbittert innerlich und füttert seine eigene Wunde der Ablehnung und Wertlosigkeit. Sogar das Dienen kann zur Sucht werden. Wir fragen uns beständig, was wir noch tun müssen, wie viel wir uns noch aufopfern, wie viel mehr wir uns noch beeilen, streben, uns beweisen und über unsere Grenzen gehen müssen, um endlich den verdienten Platz in dieser Welt zu bekommen. Ich möchte euch erklären, dass es auf diesem Weg niemals zum ersehnten Glück und diesem Zuhause im Leben kommen wird. Du hast dich nur daran gewöhnt, für dein Glück zu arbeiten, obwohl alles, wonach du dich sehnst, ist, dass es dir eines Tages jemand schenkt. Dir kann nur etwas geschenkt werden, wenn du aufhörst, dafür zu arbeiten. Kannst du diese Wahrheit spüren? Kannst du sie annehmen? Was tust du, um dir das Glück zu verdienen? Wo beschwerst du dich, weinst und trauerst über all die Mühe, die du dir gibst, und die doch niemand wertzuschätzen scheint? Erkenne, was du dir verdienen möchtest und lasse los, finde zurück zu dir! Du kannst nur beschenkt werden, wenn du in deinem eigenen Haus anwesend bist. Wenn du täglich ausfliegst, um im Leben anderer eine wichtige Rolle zu spielen, findet dich niemand bei dir auf, wenn er dich sucht. Überlasse es anderen, dich zu wählen, denn nichts möchtest du lieber.

Auch das Glück der Liebe, die du nicht erzwungen hast, kann dir niemand mehr nehmen."

Die Zuhörer des weisen Wanderers staunten. Ein jeder wurde still und dachte bei sich selbst darüber nach, welche Form des Glückes er in seinem Leben jagte und sich damit das wahre Glück selbst vom Leibe hielt. War es nicht verwunderlich, dass der Mensch tagein, tagaus das Glück sucht und behalten möchte, doch durch seine Bemühungen immer das Gegenteil davon erreicht?

„Nun, ihr lieben Leute", sagte der Wanderer abschließend. „Die wichtigste Lektion meiner Geschichte findet sich in der Gemeinschaft der Menschen, von deren Reise ich euch berichtet habe. Niemand kann alleine erkennen, was wahres Glück bedeutet. Niemand kann es anderen geben, und niemand kann es von anderen nehmen, wir können es nur gemeinsam entdecken und voneinander lernen. Hätte die Künstlerin nur gelernt, dass Glück nicht an einem perfekten Ort zu finden ist, wäre dies nur die eine Seite der Medaille gewesen. Sie musste an einen Ort kommen, der nicht perfekt und voller Genuss und Vergnügen zu sein schien, um dort zu lernen, ihren Weg des Glückes auch zu beschreiten. Der Erbe hätte niemals gelernt, zu weinen, hätten andere ihn nicht durch ihre Weigerung, ihm zu geben, wonach er verlangt, so ärgerlich gemacht, dass er seinem inneren dunklen Ort begegnen konnte. Der Schüler hätte niemals erfahren, dass er bei sich bleiben darf, wenn sein Meister ihm nicht gezeigt hätte, dass der Schüler seinen eigenen Weg finden darf. Und die Magd konnte ihr Glück nur finden, indem es Gegenüber gab, die mehr in ihr sahen als eine Hausangestellte, die ihnen durch ihr Dienen Vorteile und Bequemlichkeiten verschafft. Alle miteinander durften mithilfe von Hürden und Herausforderungen dem Glück mitten im Alltag begegnen.

Es spielt keine Rolle, wie viele Dinge ihr besitzt, wie viele oder wenige Menschen euch bewundern, welches Leiden euch quält und womit ihr kämpft. Jeder einzelne Mensch dieser Welt ist auf der Suche nach dem Glück und noch nie hat es jemand für immer und ewig gefunden. Eben das ist das Geschenk des Glückes: Es taucht auf, weil es auch abtauchen kann. Lernen wir, das Glück als eine Facette des Lebens zu schätzen, nicht als das Hauptziel."

Als an diesem Abend jeder seines Weges ging, geschah in den Häusern viel Neues: Väter schauten ihre Kinder an und lächelten dankbar. Frauen legten ihre Hand auf die des Mannes und wurden umarmt. Großeltern beteiligten sich an den Gesprächen bei Tisch. Am Abend fragten Kinder ihre Eltern: „Mama, Papa, werde auch ich das Glück eines Tages finden?" Und die Eltern antworteten: „Es wird dich finden, mein Kind, immer und immer wieder. Du musst gar nichts dafür tun. Es ist einfach ein natürlicher Gang des Lebens."

Anhang – Begegnung mit deinem Glück

Liebe Leserin, lieber Leser,

vielleicht hast auch du dich in der einen oder anderen Reise, der einen oder anderen Herausforderung oder Herangehensweise der Protagonisten wiedergefunden. Die Suche nach dem Glück ist so alt wie die Menschheit selbst – und nicht selten suchen Menschen an den außergewöhnlichsten Orten nach Heimat, Ankommen und Lebensglück.

Es kann guttun, uns immer wieder daran zu erinnern, dass alles, was wir tun, letztendlich von der Motivation getrieben ist, glücklich sein zu wollen. Selbst wenn sich jemand für Konzepte und Strategien entscheidet, die seinem Glück eher im Weg stehen und mehr einer Kompensation dienen als einer echten Lösung, ist die menschlich-kindliche Sehnsucht immer echt und wahrhaftig. Dies kann uns helfen, sowohl uns selbst als auch unsere Mitmenschen bisweilen besser zu verstehen und unser Bedürfnis nach Glück und echter Freude im Blick zu behalten.

Damit auch du deinen tieferen Sehnsüchten, deiner Motivation und deinem Ziel näherkommen kannst, findest du im Folgenden nun eine Reihe inspirierender Fragen und

Denkanstöße, die dir als Stütze zur Selbstreflexion dienen können.

Viel Freude damit – und vielleicht den einen oder anderen Aha-Moment!

Vervollständige die folgenden Satzanfänge zunächst nach deiner aktuellen inneren Wahrheit und Überzeugung, ganz so, wie du sie jetzt gerade fühlst. So kannst du spüren, was im Moment in dir lebendig ist. Wenn du möchtest, kannst du die Fragen auch ein zweites Mal mit dem Fokus beantworten, das Ziel zu reflektieren, auf das du hinsteuern möchtest. So fühlst du aus deinem „höheren Selbst“ heraus und kannst deinen inneren Vorgängen, wenn nötig und gewünscht, einen Richtungswechsel oder neuen Schwung verleihen.

Abschnitt 1: So sehe ich es

Meine tiefste Sehnsucht

1. Wenn ich abends im Bett liege und mich traurig fühle, ist meine tiefste Sehnsucht, …
2. Wenn ich vor einer großen Herausforderung stehe, die mich überwältigt, sehne ich mich nach …
3. Ich träume davon, …
4. Ich kann diesen einen Wunsch nicht loslassen: …
5. Ich wünsche aus ganzem Herzen, dass …

6. Wenn mir die Hoffnung auf diese Sehnsucht genommen würde, wäre ich am Boden zerstört: …
7. Mit der Erfüllung meiner Sehnsucht erwarte ich mir, glücklich zu werden, weil …
8. Ich kann mir nicht vorstellen, wie andere Menschen dazu kommen, auf … verzichten zu können.
9. Die Erfüllung meiner Sehnsucht bedeutet für mich, endlich …
10. Wenn ich einem geliebten Menschen nur eines wünschen könnte, das er unbedingt braucht, wäre das …

Meine Vorstellung vom Glück

1. Glücklich zu sein fühlt sich so an wie …
2. Wenn ich morgens glücklich aufwachen würde, würde mein Tag so beginnen: …
3. Zu meinem Glück würde vor allem … beitragen.
4. Glücklich sind in meinen Augen Menschen, die …
5. Ich habe einmal jemanden gesehen, den ich um sein Glück beneidet habe. Er hat …
6. Wenn ich mir vorstelle, von Kopf bis Fuß glücklich zu sein, sehe ich so aus: …
7. Für echtes Glück braucht die Menschheit …
8. Um wirklich glücklich zu sein, braucht ein Individuum …

9. In meinem Fall würde das so aussehen: …
10. Folgende Dinge möchte ich so gerne können, haben und tun, um dann glücklich zu sein: …

Meine Ärgernisse

1. Ich ärgere mich, wenn …
2. Ich glaube, dass … meinem Glück im Weg steht.
3. Ich wünschte mir, dass … endlich aufhört, damit ich glücklich sein kann.
4. Wenn … sich so verhält, oder … geschieht, verhindert das mein Glück.
5. Ich wäre glücklicher, wenn …
6. Ich bin frustriert, wenn ich mein Glück nicht durch … erreichen kann.
7. Negative Gefühle steigen in mir auf, wenn ich fürchte, dass mein Glück …
8. Ich ärgere mich, wenn andere haben und sind, was ich noch nicht habe und bin, nämlich: …
9. Wenn … in der Welt anders wäre, gäbe es mehr Glück auf diesem Planeten.
10. Wenn meine Vergangenheit anders verlaufen wäre, …

Meine heimlichen Überzeugungen vom Glück

1. Wenn ich ehrlich bin, glaube ich, dass das Glück nur jenen vorbehalten ist, die …
2. Glück ist untrennbar mit … verbunden.

3. Ich kann nicht glücklich sein, wenn …
4. Glück ist immer abhängig von …
5. Wer glücklich ist, hat meist folgenden Charakter: …
6. Wer glücklich ist, hat immer …
7. Niemand, der glücklich ist, muss sich mit folgenden Herausforderungen beschäftigen: …
8. Schmerz und Leid spielen im Leben eines glücklichen Menschen folgende Rolle: …
9. Ich werde erst glücklich sein, wenn …
10. Mein persönliches Glück entscheidet sich in diesem Lebensbereich: …

Abschnitt 2: Selbstreflexion

So stehe ich manchmal meinem Glück im Wege

1. Glück bedeutet für mich nicht …
2. Dennoch tue ich folgende Dinge, von denen ich weiß, dass sie mich nicht glücklich machen: …
3. Die tiefere Sehnsucht, die sich hinter dieser Gewohnheit, diesem Handeln versteckt, ist …
4. Ich hoffe, dass … geschieht, damit ich dieses Handeln beenden kann, um glücklich zu sein.
5. Glücklich zu sein, bedeutet für mich Freiheit von …

6. Doch ich halte daran fest, weil …
7. Ich möchte mit meinem Verhalten gerne erreichen, dass …
8. Wenn ich weiterhin meinem Glück auf diese Weise im Wege stehe, …

So kann ich für mein Glück Verantwortung übernehmen

1. Mein Glücksweg hält folgende Herausforderungen für mich bereit: …
2. Ich suche Glück in …
3. Ein Synonym für Glück ist für mich …
4. Ich darf in meinen Herausforderungen lernen, …
5. Es steht mir jederzeit offen, …
6. Glück heute, jetzt, im Alltag zu leben, erscheint mir …
7. Ich weiß, dass ich mich auf dem Weg befinde, zu erkennen, dass …
8. Ich habe Angst vor … Doch ich weiß, dass es eine gute Entscheidung wäre, weil …
9. In meinem Leben würde Glück wachsen, wenn ich mich dazu entscheide, …
10. Ich bin für andere ein Vorbild, wenn ich mich entscheide, …

Meine Werte

1. Glücklich ist, wer sich an folgende Werte hält: …
2. Meine innere Wahrheit zeigt sich in den folgenden Grundwerten: …
3. Wenn ich diese Werte in meinem Leben aus den Augen lasse, fühle ich mich …
4. Ich neige dazu, folgende Werte zu vernachlässigen, weil ich mich nach … sehne und das Gefühl habe, dass meine Wahrheit und meine Sehnsucht nicht zusammenpassen.
5. Ich denke, dass ich wirklich glücklich werden könnte, wenn meine Werte und meine Sehnsucht einander ergänzen, indem …
6. Folgende meiner Werte deuten darauf hin, dass ich glaube, durch … Glück zu erlangen.
7. Wenn ich darüber ernsthaft nachdenke, ...
8. a) bestätigt sich diese Überzeugung und ich möchte ihr weiter folgen.
9. b) bestätigt sich diese Überzeugung nicht und ich möchte Folgendes ändern: …
10. Ich bewundere folgende Menschen, die ihre Werte wirklich leben: …
11. Ich möchte gerne einen Wert in meinem Leben in kommender Zeit mehr fokussieren: …
12. Durch meine letzte Krise habe ich gelernt, dass der Wert … nicht vernachlässigt werden sollte.

Diese Überzeugungen über Glück möchte ich neu etablieren

1. Wahres Glück ist für alle erreichbar, die …
2. Wahres Glück hängt nicht von … ab.
3. Ich kann heute glücklich sein, weil …
4. Ich kann unabhängig von … glücklich sein.
5. Glück bedeutet nicht, …, darum muss ich auch nicht …
6. Ich muss Glück nicht mühsam erarbeiten, denn …
7. Mir ist es gegeben, ein glücklicher Mensch sein zu können, weil …
8. Wenn ich glücklich bin, erreicht dieses Glück auch …
9. Ich möchte jemand sein, der zeigt, wie Glück wirklich aussieht, weil …
10. Mein Glück mehrt sich mit der Zeit unaufhörlich, weil …

Abschnitt 3: Die vier Fragen

1. **Wie fühle ich mich am meisten geliebt?**
    - Ich fühle mich in Beziehungen und mit mir selbst glücklich, wenn …
    - Um mich wohlzufühlen, brauche ich …

- In diesen Bereichen bemühe ich mich, liebenswert zu sein, während ich mich nach bedingungsloser Liebe sehne: …
- Ich möchte Folgendes weniger tun, um mir Liebe zu erarbeiten: …
- Ich bin es wert, dass ...

2. **Was darf ich loslassen?**
   - Welches Ziel verfolge ich schon sehr lange, das dennoch immer in weiter Ferne zu bleiben scheint, wie eine Fata Morgana?
   - Was erhoffe ich mir davon, an diesem Ziel festzuhalten?
   - Welches Glück meine ich, leben zu können, wenn ich mein Ziel erreiche?
   - Wie geht es mir damit, dass ich krampfhaft festhalte?
   - Wie würde es sich anfühlen, diese Vorstellung loszulassen und meine Ziele anhand meiner Werte noch einmal neu zu überdenken?
   - Wie kann ich mir ein Ziel setzen, das sich wirklich erreichen lässt?
3. **Was bedeutet Erleuchtung für mich?**
   - Welche innere Wahrheit leuchtet hell in meinem Herzen auf und macht mich zu dem, der ich wirklich bin?
   - Wie fühlt es sich an, zu dieser Wahrheit voll und ganz zu stehen?

- Von welchen Umständen darf ich mich loslösen, die meine innere Wahrheit nicht unterstützen und bestärken?
- Welche Erkenntnis hat mich bereits einmal wirklich glücklich gemacht und erleichtert?
- Wie wäre es, wenn Erleuchtung jederzeit und überall für mich zur Verfügung stünde, ohne dass ich mich darum bemühen müsste?
- Was wäre, wenn alles heute bereits gut ist?

4. **Was bedeutet es auf meinem Weg, selbst Licht zu sein?**
   - Welche meiner Gaben und Talente machen die Welt um mich herum schöner, heller und freundlicher?
   - Was hebt mich von anderen ab, und womit kann ich mich zugleich mit ihnen verbinden?
   - -Womit kann ich anderen Menschen von Herzen dienen?
   - Was lässt mich strahlen und schenkt mir das Gefühl, wirksam zu sein?
   - Welches besondere Glück möchte ich heute den Menschen um mich herum bereiten? Welches Geschenk bringe ich in diese Welt?

Nun bist du am Ende dieser Lektüre angekommen. Wenn dich der Weg einer der Protagonisten besonders berührt hat, kann es hilfreich sein, auch einmal deine eigene Geschichte anhand deiner bisherigen Lebensreise aufzuschreiben und dich damit auseinanderzusetzen, an welchem Punkt auf dieser Reise du gerade selbst stehst. Was würdest du einer Gruppe neugieriger Menschen über deinen Lernweg berichten? Welche Erkenntnisse ziehst du aus deiner Suche nach dem Glück – und welchen guten Rat, welche Offenbarung kannst du an deine Mitmenschen weitergeben?

Die Reise auf der Suche nach dem Glück ist immer auch ein Gewinn an Weisheit und Erfahrung. Mit jedem verfehlten Ziel, jeder verlorenen Hoffnung und jeder Erkenntnis, aber auch mit jedem Glückserlebnis und jeder erfüllenden Erfahrung mehrt sich in dir die Landkarte des Glückes, auf die du immer zurückgreifen kannst.

Die Vorstellung davon, was Glück ist, wird sich stetig wandeln. Bleibe darum neugierig und wach, nimm deine Herausforderungen dankbar an und erinnere dich daran, dass du durch und mit dem Glück wächst, und sich somit auch dein Glück vermehren kann. Jeder Schatten, der auf deinen Weg fällt, macht das Glück erst deutlicher sichtbar. Du reifst und berichtest eines Tages einem Menschen, der sich tief nach einer Richtung und Hoffnung sehnt, von dem, was dein Pfad dich gelehrt hat.

Bleib dran, es lohnt sich!